The Body Image Workbook for Teens

Activities to Help Girls Develop a Healthy Body Image in an Image-Obsessed World

身材焦虑治愈之道

帮你学会与身体和谐相处的 40 个探索活动

著 〔美〕朱丽叶·V. 泰勒

主译 陈 珏 韩 慧

上海科学技术出版社

图书在版编目（CIP）数据

身材焦虑治愈之道 ： 帮你学会与身体和谐相处的40个探索活动 / （美）朱丽叶·V.泰勒（Julia V.Taylor）著 ； 陈珏，韩慧主译. -- 上海 ： 上海科学技术出版社，2023.10
（心理自疗课）
书名原文：The Body Image Workbook for Teens: Activities to Help Girls Develop a Healthy Body Image in an Image-Obsessed World
ISBN 978-7-5478-6208-7

Ⅰ. ①身… Ⅱ. ①朱… ②陈… ③韩… Ⅲ. ①焦虑—精神疗法 Ⅳ. ①R749.7

中国国家版本馆CIP数据核字(2023)第103415号

——

THE BODY IMAGE WORKBOOK FOR TEENS: ACTIVITIES TO HELP GIRLS DEVELOP A HEALTHY BODY IMAGE IN AN IMAGE-OBSESSED WORLD
BY JULIA V. TAYLOR, MA, FOREWORD BY MELISSA ATKINS WARDY
Copyright: © 2014 BY JULIA V. TAYLOR
This edition arranged with NEW HARBINGER PUBLICATIONS
through BIG APPLE AGENCY, LABUAN, MALAYSIA.
Simplified Chinese edition copyright:
2023 Shanghai Scientific & Technical Publishers
All rights reserved.

上海市版权局著作权合同登记号　图字：09-2021-1123号

身材焦虑治愈之道
著　［美］朱丽叶·V.泰勒

主译　陈　珏　韩　慧

上海世纪出版（集团）有限公司
上 海 科 学 技 术 出 版 社　出版、发行
（上海市闵行区号景路159弄A座9F-10F）
邮政编码201101　www.sstp.cn
上海盛通时代印刷有限公司
开本 787×1092　1/16　印张 11.25
字数 180千字
2023年10月第1版　2023年10月第1次印刷
ISBN 978-7-5478-6208-7 / R·2779
定价：58.00元

——

本书如有缺页、错装或坏损等严重质量问题，请向印刷厂联系调换

推荐语

身材焦虑是这个美态至上、娱乐至欢年代的普遍烦恼之一，尤其于女性和青少年群体而言更是冲击重重，环伺盘旋，挥之不去，放之不下，继而引发一系列的心理健康问题。帮助青少年走出身材焦虑，既需要社会主流文化重塑健康的审美标准，也需要专业人士、老师和家长引导青少年珍视自己的身体和健康，打造有趣的灵魂，以坦然、自信为好看的皮囊注入生命的质感和光彩。上海市精神卫生中心进食障碍诊治中心陈珏主任领衔主译的《身材焦虑治愈之道：帮你学会与身体和谐相处的 40 个探索活动》为此提供了助人助己之道！

李正云

上海市教育科学研究院教授，上海学生心理健康教育发展中心主任

身材焦虑，集中反映了自我认同和自体价值的内心冲突，也必然涉及空虚感、自卑、羞耻感等隐秘情绪体验。然而，这样的表述和分析虽然符合学术，但往往使人感觉太过抽象和冷冰冰，尤其是无法贴近受困于身材焦虑的人群的感受。而本书恰恰是站在受困者的视角，不仅生动形象地写出了受困者的痛苦感受，也写出了他（她）们渴望自我肯定、自我疗愈和活出自我的心声。上海市精神卫生中心进食障碍诊治中心这一国内顶级进食障碍诊疗团队的翻译，也为专业、精准传递本书内容提供了充分的保障。

张海音

上海市精神卫生中心主任医师

中国心理卫生协会精神分析专业委员会前任主任委员

这是一本值得每一位家长拥有、值得每一个孩子在青春期到来之前阅读的书。我的绝大部分来访者都有过源自身体意象的焦虑乃至恐惧。从幼儿园到敬老院，我们所有的对自己的客观知识都是通过主观认知建构起来的。孩子幼年的时候很相信父母的评价与赞许。慢慢地，他们被源自社会和网络的标准所调校，最先被重塑的就是对自己身体的看法；他们通过掌控身体来获得成长的感受，且有可能把这种掌控的预期目标当作成败得失的重要体验，继而有可能逃避和疏远自己的身体，堆积情绪问题，也有可能强迫扭转、制造更多的压力。本书给生命以提醒，揭示了客观评价背后的主观真相。透过书中精心设计的自我探索和自我觉察活动，本书帮助我们发掘具体的可操作的行动指南，找到与自己的身体意象和声音共生的发展路径，协助我们成长为更具独特魅力的个体，去创造更富有价值的美好人生。

李　桦

中山大学心理学系教授、党委书记，中山大学心理健康教育咨询中心主任

教育部普通高等学校学生心理健康教育专家指导委员会委员

打开本书的时候，我看到很多我在与自己的身体对话时问过的问题。这些问题像一把把钥匙，打开了我对自己和世界的新视野。作为年轻一代进食障碍的健康知识传播者，我常是同龄人投递身材和外貌困扰的"树洞"。应对这些困扰看起来只需要一句"爱自己"，可这恰恰是最关键和困难的事。我们好像听了太多外界的声音，很少能安静又尊重地与自己的身体对话。我想，本书能带领你体验和欣赏这趟放轻松的旅途。这是我们需要的工具。是撰写属于你自己的美丽故事的时候了。

张沁文

国内首个身材焦虑展的策展人及执行人

进食障碍千人互助社群及公益团队发起人

对于亟须找到纾解身材和体重焦虑之道的读者来说，本书无疑是融关怀与实操为一体的适时之作。与其他自助性图书不同的是，本书以流畅扼要的专业文笔，表达"我的身材我做主"的宗旨，并且激励身材焦虑者以自律行动来重塑自身，以达到自我

赋能的目的。

潘天舒
复旦大学人类学民族学研究所所长
复旦-哈佛医学人类学合作研究中心主任

内容提要

　　身体意象是人对于自己身体的主观体验与感受，例如认为自己胖或瘦、美或丑等。不健康的身体意象观念常会引发负面情绪与焦虑体验，即身材焦虑。身材焦虑广泛存在，多见于青少年和年轻女性，且易导致过度节食、过度锻炼、过度整形、药物滥用等一系列问题。

　　本书为受身材焦虑问题困扰的群体而写，旨在帮助其认识真实的自我、对抗自我怀疑、开始自我关怀和自我接纳、提升自尊并建立健康的身体意象观念。全书包括五个部分，主要介绍身体意象的概念及如何应用改善消极心态、应对社会刻板标准、表达自我、识别情绪等多方面的技巧，来提升自信、纠正不健康的身体意象观念。通过鼓励性的话语和一系列有趣、实用的练习，本书不仅能使读者纠正错误观念，还能帮助其迅速掌握技巧，从而持久地改善问题。

　　本书读者对象为受身材焦虑困扰的人群与其家人。另外，本书也可供心理咨询师、心理治疗师、社会工作者，以及学校辅导员、教师等教育行业从业者参考。

译者

主译

陈 珏 韩 慧

——

译者（按姓氏拼音排序）

陈 珏 盖英男 韩 慧 王佳妮

王佳琪 许婧俣

翻译团队

上海市精神卫生中心（SMHC）进食障碍诊治中心

　　SMHC进食障碍诊治中心成立于2017年9月1日，是国内首个进食障碍诊治中心，是上海市精神卫生中心的特色亚专科，陈珏博士担任中心的负责人。该中心已与美国斯坦福大学医学院精神病学与行为科学系进食障碍项目组、美国加州大学圣迭戈分校（UCSD）进食障碍治疗与研究项目组、美国麻省总医院精神科进食障碍临床与研究项目组，以及英国、德国、澳大利亚等国的世界著名学术机构开展了教学培训、临床与研究合作，使得中心对进食障碍的诊治与研究水平和国际接轨。

作者

　　朱丽叶·V. 泰勒，文学硕士，《拯救姐妹情谊》《完美的你》的作者，《现实生活中的女孩》《青少年反欺凌手册》的合著者。泰勒是中学辅导员，致力于帮助女孩勇敢地面对媒体对于女性不切实际的期望、承担适当的风险及培养有意义的人际关系。她的个人网站是 www.juliavtaylor.com。

英文版序

人类拥有复杂的思考、推理和使用工具的能力。然而，有时候我们被赋予了工具，却不太了解其重要性。最后，我们在后知后觉中才能发现这份礼物的价值。

《身材焦虑治愈之道：帮你学会与身体和谐相处的40个探索活动》就是这样一份重要的礼物。

我希望你此刻就明白，就在此刻，不是1年、5年、13年或41年后，我希望你现在就能感受到这个工具的价值。我想让你完全理解接下来的每页中所蕴含的能量。

我认为我们的身体不应该成为悲惨的荒地。我们拥有只此一具的身体，它是绝妙的。至少如果我们想要实现的话，它可以是绝妙的。如果我们关注它可以做的事，而不是执着于它看上去怎么样，生活会变得更快乐。

但是，这个回答太简单了。其实，我们都知道这背后还有很长的路要走。有的数据在我们的脑海中久久不散：四年级女生中大约有1/3的人都在减肥；有3/4的17岁学生不喜欢他们的身体；当一个女孩处在青春期的时候，她会看到成千上万的广告，告诉她如何才能达到"美丽"的状态。

所以我们知道自己在对抗什么：一堵由自我怀疑、自我憎恨组成的厚重的墙，它由社会创造，商业市场又加强了它。这堵墙可以是贯穿女孩一生的憎恨身体的催化剂，而最好的年华被浪费在希望自己拥有纤细的大腿、凹凸有致的身材、笔挺的鼻子和卷曲的头发上面。在社会中，我们只是讨论着这堵墙的某些部分，而且还是用一种迂回且不诚恳的方式，但没有去讨论如何拆掉这堵墙，用一种逐步瓦解的方法。

女孩需要这些可以帮助她们把这堵墙一块块拆除的方法，直到每次被操纵、每份不安全感、每个告诉女孩她的脚像粗石柱的谎言、每个被散播的关于美丽的谎言都不再有意义或不再被人相信。这堵墙的所有细节都会被曝光、重构、摒弃。

现在你的手中就握着这个工具，我希望在此刻你可以意识到这一点。你即将翻开本书，并将散落的点连成线。在本书中，朱丽叶·V.泰勒很好地描述了我们关于身体的感受，同时也非常好地解释了想法、感受和情绪的区别。她用非常巧妙的方法解开了谜题——女孩是如何在别人的引导中形成对自己的看法的，并为她们提供了新的、充满了自爱和自我接纳的认知循环。

带着对女孩当下正在经历事情的尊重与理解，本书让青少年知道他们并不孤单。这并不是在轻视他们的经历，而是在正常化他们的挣扎。每一项练习都有很多的能量和潜力，每条指示都在帮助读者一步步靠近健康的身体意象，更重要的是，让他们了解拥有积极的身体意象是什么样的感受。

《身材焦虑治愈之道：帮你学会与身体和谐相处的40个探索活动》包含了一整套循序渐进的工具，以便于女孩摧毁那堵充满负能量的墙，因此按序完成全部探索活动比仅练习一部分更有帮助。本书现在就在你手中，而现在就是你意识到这本书有多重要的最佳时刻。

你是一个复杂的、完整的人
给你
爱和鼓励

梅丽莎·阿特金斯·沃迪
《重新定义女孩：从出生到青春期（父母如何对抗刻板印象及对女性的性别化）》的作者

译者前言

　　"身体意象"（body image）对多数人来说是一个比较陌生的概念，日常交流中也并不常用。但实际上，它与每个人的生活息息相关。人们的许多行为，如照镜子、化妆、着装、减肥、健身、整容、整形等，都与身体意象脱不了关系。

　　身体意象是人们对自己身体的主观体验和感受，包含知觉、情感、认知与态度等成分。具体说来，一个人觉得自己是胖是瘦、是高是矮、是美是丑，对自己的体形是否满意，乃至特定身体部位的大小、粗细、形状如何，是否完整、对称、符合特定审美要求或具有吸引力等，都属于身体意象的范畴。

　　身体意象受很多因素的影响。从进化的角度来说，它是自然选择和性选择的结果。强健的体貌往往提示更好的健康和营养状况，也就意味着更高的生存和繁衍概率。就像鸟儿爱惜羽毛，人类关注自身形象乃生物本性。但与其他生物不同的是，人类还拥有极为复杂的社会文化，身体意象在很大程度上还受到社会文化的影响。春秋时期，"楚王好细腰，宫中多饿死"；唐代以胖为美，杨玉环就以体态丰腴著称；而如今，以瘦为美的审美取向借助媒体和社交网络广为传播，"怕胖"成了世界潮流。身体意象还与发育因素相关。学龄期儿童在社会化过程中开始在乎他人眼中的自己，逐渐对体形和外貌产生关注；青春期少男少女身高突增，性发育加速，身体意象随之发生剧烈变化，常带来各种心理问题。许多心理因素也会对身体意象产生影响：追求完美的性格、低自尊、情绪抑郁的人更容易对自己的身体不满意。最后，身体意象还受家庭和人际因素影响。"身体发肤，受之父母"，人与自己身体的关系在一定程度上反映其与父母的关系：父母认可、善待孩子，孩子自然也更愿意认可、善待自己的身体。"言者无心，听者有意"，同辈间对身材的攀比、对外貌的评判和异性的眼光常会让人对自己的身材产生怀疑，对自我意识尚不明确的青少年来说尤其如此。此外，性虐待等重大创伤经历常常会对身体意象造成严重而持久的破坏，使受害者陷入对身体的羞耻感中，甚至伤害自己的身体。

爱美之心，人皆有之，但凡事皆有度。过分追求体形完美，可能会导致体像障碍（body image disturbance）。广义的体像障碍包括：对自身体形、体重的过分关注、忧虑或不满；对于发胖或增重的过度担心，即所谓的"肥胖恐惧"（fat phobia）；对自身体形、体重的感知扭曲，如对过度消瘦的否认，缺乏自省，与事实不相符的、关于自我肥胖的信念等。体像障碍属于病理现象，并非独立的疾病，常出现于神经性厌食（anorexia nervosa，AN）、神经性贪食（bulimia nervosa，BN）等进食障碍患者中，也可见于肥胖症、躯体变形障碍（body dysmorphic disorder，BDD）患者中。比体像障碍程度轻、未达到病理程度（尚未影响生活、学习和工作）的，我们称之为体像问题。

在当今的社会文化环境之下，越来越多的儿童、青少年和年轻人出现体像障碍或体像问题。体像障碍和体像问题均易引发身材焦虑。身材焦虑通常是指由于自己的身材与社会"理想"身材之间存在差距而产生的与身材、体形相关的负面情绪及焦虑体验，常伴随希望改变自身体重和体形的强烈愿望。2017年我们研究团队对上海地区5 024名大学生新生的调查显示，60.7%的新生对自己的体形不满意，其中女生和男生的不满率分别为65%和51%。2021年，中国青年网校园通讯社针对"大学生身材满意度"话题，面向全国7 955名大学生开展问卷调查，结果显示，62.25%以上的大学生有身材焦虑，其中"腿粗"和"超重"是主要问题；该调查还发现，85.82%的大学生表明会为自己的身材做出改变，78.01%的大学生认为锻炼可以缓解身材焦虑，甚至有10.08%的人认为药物治疗和医学整形是缓解身材焦虑的有效途径。可见，身材不满或身材焦虑很可能会导致过量锻炼、滥用药物、过度医学整形等一系列问题。体像障碍会严重影响身心健康，严重者可危及生命，神经性厌食患者和神经性贪食患者等体像障碍高发人群的病死率分别达10%和0.4%。因此，青少年和年轻人，以及他们的家人、学校辅导员、老师、心理咨询师、心理治疗师、社会工作者等，都急需获得相关资源，以得到关于身体意象的清晰指导和专业帮助。

朱丽叶·V.泰勒的《身材焦虑治愈之道：帮你学会与身体和谐相处的40个探索活动》正是在这样的背景下产生的。作者深入剖析身体意象问题，帮助青少年发现自己的优势并珍视身体本身，而非身体的样子。本书传达了认可、赋能的态度，帮助读者发现自己真实的感受，了解真正的自己；帮助他们用自信的态度，探索如何一步步实现自我欣赏，并开始走向自我关爱与自我接纳。因此，本书治愈的不仅仅是"身材焦虑"，更是"人"本身。

本书共有40个与日常生活紧密相关的活动，内容新颖、由浅入深。每个活动都分成三个部分："你知道吗"是通俗易懂、简洁明了的主题科普介绍；"探索一下"和"继续探索"是活动实践，帮助读者从练习中领悟并发展出批判性的思考技能，从而使其逐步走出身材焦虑。本书的写作手法非常有感染力，可读性好，且理论结合实践，与其他图书相比更易上手，因此在美国出版后深受读者喜爱。相信我国的读者也会同样喜爱本书。

本书的译者都是在上海市精神卫生中心进食障碍诊治中心与最严重的身材焦虑者（进食障碍患者）共同工作的心理治疗师，他们分别是上海交通大学心理学专业硕士韩慧、美国罗切斯特大学心理咨询专业硕士盖英男、美国宾夕法尼亚大学心理咨询与精神卫生专业硕士王佳妮、荷兰格罗宁根大学临床心理学专业硕士王佳琪、加拿大约克维尔大学心理咨询专业硕士许婧侯。她们不仅热爱自己的专业，而且有很好的英语功底。希望她们严谨的翻译能让读者在"身材焦虑治愈之道"上有良好的体验。

本书是适用人群广泛的工具书，可以为身材焦虑者提供切实有效的帮助。鉴于目前我国身材焦虑的现象广泛存在于儿童、青少年和成年人，且不仅限于女性，男性也同样存在身材焦虑问题，因此推荐所有的身材焦虑者阅读本书以自助，也建议他/她的家人、学校辅导员、老师等教育从业者，心理咨询师、心理治疗师、社会工作者，以及所有相关行业从业人员，以本书为重要的参考资源，运用书中的各种技巧与练习来为他人提供帮助与支持。

陈珏

医学博士，主任医师，博士生导师

上海市精神卫生中心临床心理科主任

上海市精神卫生中心进食障碍诊治中心负责人

中华医学会心身医学分会进食障碍协作学组组长

中华医学会精神医学分会进食障碍研究协作组副组长

2023 年 6 月 6 日于上海

致读者

亲爱的读者：

在当今世界，女孩的生活并不容易。你对自己和对自己身体的感觉可能都是很复杂的。促成不健康身体意象的因素有很多，社会上充斥着对于美和体重的不切实际的期望。你可能在一本杂志上读到一篇关于增强自尊的文章，而下一页就满是节食的广告。这很虚伪，也非常让人困惑。此外，处于青春期的你也面临着来自各方面的巨大压力，从学校到朋友、人际关系、家庭问题。这些似乎总是十分复杂，有时候你会在这些问题中迷失。

好消息是你有能力和机会改变与自己身体的关系。最近，我看到一句非常喜欢的话："你能找到一个比我漂亮、比我聪明或比我有趣的女生，但你永远找不到一个跟我一样的女生。"无论是年轻女孩还是年长女性，这都是一条很重要的信息。这句话很真实，同时也在提醒我们，是我们之间的差异让美丽真正地绽放。

本书旨在帮助你理解和克服关于身体意象的问题，处理造成不健康身体意象的一系列问题，获得让自己继续前进的自信。逐步完成书里的活动可能并不容易，但是你的努力将会是值得的。你也值得拥有更好的结果。

因为，无论何时，你才是自己身体的主人。

这是你自己的身体。

照顾好自己的身体。

无论如何，世界上只有一个你。

祝

好

朱丽叶

致谢

本书的出版离不开美国新先驱出版公司（New Harbinger Publication）经理特斯亚·哈诺尔的耐心、鼓励、支持，以及她所有美好的品质。特斯亚，我诚挚地感谢你始终给予我支持与帮助。

感谢我才华横溢的青少年评论家布莱尔·伯内特和克莱尔·布里奇斯，感谢你们付出的时间和诚实的反馈，感谢你们愿意对这个无比艰难的话题进行真实的对话。你们的洞见和智慧远远超越了年龄，我期待你们成为优秀的女性。

最后，我十分感谢得到与简·思拉舍合作的机会，她对年轻女性有着非凡、深刻的理解。简，感谢你对这本书做出的贡献，希望你能继续为年轻女性带来指明道路的光。

目录

第一部分　身体意象是什么

活动 **1**　识别感受　　　　　　　　3

活动 **2**　想法、感受和行为　　　　8

活动 **3**　关于身体意象　　　　　　12

活动 **4**　镜中倒影　　　　　　　　16

活动 **5**　你不仅仅是一副躯壳　　　21

活动 **6**　与自己的身体做朋友　　　25

活动 **7**　身体自传　　　　　　　　28

活动 **8**　指出积极的一面　　　　　31

第二部分　青春期的真相

活动 **9**　在变化的身体　　　　　　35

活动 **10**　你的掌控范围　　　　　　39

活动 **11**　融入　　　　　　　　　　42

活动 **12**　对比带来的伤害　　　　　46

活动 **13**　战胜自我怀疑　　　　　　49

活动 14   慢下来   53

活动 15   你不是独自一人   56

活动 16   回首往事   59

第三部分   粉碎社会标准

活动 17   真实的美丽   65

活动 18   你比数字重要得多   69

活动 19   虚假广告   72

活动 20   取代"胖瘦话题"   76

活动 21   直面"胖瘦话题"   80

活动 22   和体重秤说再见   85

活动 23   不要为外貌而道歉   89

活动 24   打破社会标准   93

第四部分   表达自我

活动 25   找到你的声音   99

活动 26   学会接受称赞   102

活动 27   设立健康的界限   106

活动 28   自信与自负   110

活动 29   识别情绪的诱因   113

活动 30	"我很好"	117
活动 31	"肢体语言"	120
活动 32	使用自己的声音	123

第五部分　　继续前行

活动 33	伴随健康身体意象的生活	129
活动 34	善待你的身体	132
活动 35	精神高于物质	135
活动 36	和他人保持联结	138
活动 37	感激	141
活动 38	让你的身体动起来	144
活动 39	创建自我关怀计划	147
活动 40	继续前行	150

第一部分

身体意象是什么

活动 1　识别感受

你知道吗

在青春期的这几年里，短期内经历很多不一样的感受是很正常的。这一秒你可能感觉很好，下一秒你可能就想哭。更让人难以理解的是，有时候你甚至不知道自己为什么会这样。

在开始处理身体意象问题的时候，"感受"这个词会经常出现。感受是一种暂时的情绪状态。感受来来去去，有时候让人很困惑。

> 当涉及我的身体的时候，我从来不知道自己的感受是什么。这太让人困惑了。如果有人赞美我，我可能感觉开心，或者会不相信别人的赞美，并且一整天都在怀疑这是不是真的。又或者，我可能心情很好，然后读了一本杂志就感到非常压抑。有时候，我因为可以穿一件新衣服而超级兴奋，但穿上以后我就哭了，因为看起来怪怪的。我的情绪真是乱七八糟。
>
> ——布莱尔

身体意象可能会给人带来很多不同的感受。有一些可能是愉悦的，有一些则可能会让你感到很不舒服——这都没关系。很棒的一点是你拥有这些感受，它们都是属于你自己的。没有人能够决定你"应该"如何感受，你也无须为自己产生的某一种感受而道歉。在自我觉察的过程中，识别并且承认感受是很重要的一部分。最后，能够意识到自身感受的多样性也很重要，除了你经常挂在嘴边的"还行""难受""烦死了"，我们还有别的情绪。

探索一下

在接下来的几页中列举了很多很多的感受。在使用本书的过程中，你可能需要参照这个列表。现在，请浏览这个列表，然后圈出过去一周内你体验过的感受。完成以后，从愉悦和不愉悦的感受列表中分别选几个，然后写下是在什么时候你有了这些感受。

例如：
当周二晚上我一个人在家的时候，我感到平静。
当我在学校遇到一群新同学的时候，我感到警惕。

轮到你了：

当_____的时候，我感到_____。

当_____的时候，我感到_____。

当_____的时候，我感到_____。

当_____的时候，我感到_____。

当_____的时候，我感到_____。

当_____的时候，我感到_____。

当_____的时候，我感到_____。

当_____的时候，我感到_____。

当_____的时候，我感到_____。

当_____的时候，我感到_____。

继续探索

记录情绪：当下，你有什么样的感受？无论你有什么感受，都列举出来，试着不要用"还行""难受"或"烦死了"这些词，更深入、具体地写出来吧！

_____

_____

_____

_____

_____

_____

_____

愉悦的感受

深情的	热切的	受启发的	精神振作的
警戒的	狂喜的	感兴趣的	精神焕发的
惊喜的	被赋能的	着迷的	轻松的
被逗笑的	鼓舞人心的	精力充沛的	宽慰的
生机勃勃的	有活力的	投入的	休息充分的
感激的	被吸引的	欢喜的	精神得到恢复的

震惊的	入迷的	活泼的	感到安全的
敬畏的	热情的	充满爱的	满意的
幸福的	激动的	平和的	安定的
冷静的	陶醉的	感动的	惊讶的
注意力集中的	友好的	开放的	同情的
舒适的	满足的	乐观的	庆幸的
慈悲的	欣喜若狂的	狂热的	兴奋的
有信心的	平静的	受触动的	知足的
感恩的	欣慰的	温暖的	好奇的
骄傲的	抱有希望的	喜气洋洋的	

不愉悦的感受

害怕的	失望的	惊骇的	后悔的
被惹恼的	隔绝的	敌对的	憎恨的
冷落的	灰心的	受伤的	悲伤的
矛盾的	恶心的	不耐烦的	难为情的
生气的	不安的	没有安全感的	敏感的
憎恶的	急躁不安的	厌烦的	震惊的
烦闷的	尴尬的	嫉妒的	有压力的
焦虑的	被激怒的	恼怒至极的	紧绷的
惊骇的	羡慕的	孤独的	恐惧的

疑惧的	疲惫不堪的	可怜的	分裂的
惭愧的	慌张的	羞愧窘迫的	不适的
困惑的	沮丧的	紧张的	心烦的
被辜负的	狂怒的	麻木的	脆弱的
困惑的	谨慎的	气愤的	回避的
古怪的	内疚的	不知所措的	担心的
耗竭的	心碎的	恐慌的	抑郁的
绝望的	心绪不宁的		

活动 2 想法、感受和行为

你知道吗

想法、感受和行为是会互相影响的。大多数人每天会产生上千个随意的、一闪而过的想法。如果你正与身体意象方面的困扰作斗争，你的很多想法和感受可能都与自己的身体相关。有些想法可能会激起感受，还有些想法和感受会导致行为。

刚刚讲过，感受是一种暂时的情感状态。想法、感受和行为全都是互相关联的。想法就是你能想到的所有东西，比如"午饭我要吃什么""她看起来很生气"等。通常情况下，感受是由想法造成的，比如"饥饿""担心"等。最后，行为是想法和感受共同造成的，比如"我午饭吃了一个三明治""我询问她感觉好不好"等。我们在不停地经历着想法、感受和行为的循环，三者的力量都很强大，并给我们的生活带来了极大的影响。

今天早晨我起得很晚，没时间好好准备就出门了。我看起来很糟糕：头发很油，衣服皱巴巴的，我甚至不记得自己有没有刷牙。我感觉自己很恶心，我很确定每个人都在打量我，觉得我是一个头发油、衣服皱的邋遢鬼。我没法集中注意力，因为我一直在想别人会怎么看我。所以第一节课下课以后，我就回家了。

——萨凡纳

让我们一起看看萨凡纳内心的对话是怎样的。

想法：我看起来很糟糕；头发很油，衣服皱巴巴，我甚至不记得自己有没有刷牙。

感受：我感觉自己很恶心。

行为：我回家了。

你需要知道的很重要的一点是，想法和感受并不一定是事实。随着你学习本书，慢慢地，你可能会发现自己关于身体的感受、想法和行为不总是准确或正面的。你甚至可能产生关于身体的很糟糕的感觉，导致你抗拒去参加一些其实很想参与的重要活动。但你可以改变这一切。

探索一下

阅读以下场景，回答下列问题。

1. 有一天早晨，你醒来以后发现自己爆痘了，而且是一大片。下午的时候你去了朋友家，她脸上只有两个痘痘，小到几乎看不见，但是她向你抱怨了整整一个下午。

你会怎么想? _____

你会有什么感受? _____

你想做什么? _____

你实际会做什么? _____

2. 你的朋友决定使用一种最近备受追捧的节食方法，他们一直在讨论食物、体重，还有他们在做的减肥运动。

你会怎么想? _____

你会有什么感受？ _____

你想做什么？ _____

你实际会做什么？ _____

3. 妈妈一直在唠叨你的外貌和穿着，甚至开始对你吃的东西发表无礼的评论。她说"你不会是真的要穿这件衣服吧"，还有"我太讨厌你的发型了"。她说过很多很多类似的话。如果你让她别说了，她就会表示自己不过是"想帮你"。但你并不想让她帮忙。

你会怎么想？ _____

你会有什么感受？ _____

你想做什么？ _____

你实际会做什么？ _____

回想一个最近发生的会影响你对自己身体的感觉的场景。

这个场景是什么？ _____

你的想法是什么？ _____

你有什么感受？ _____

你的想法和感受带来了什么结果？ _____

继续探索

读一读下面的句子，判断它讲的是想法、感受还是行为。

1. 我为将要参加下周末的泳池派对而感到紧张。　　　　想法 感受 行为

2. 我不明白为什么她总要那么做。　　　　　　　　　　想法 感受 行为

3. 为了找到能穿的衣服，我把房间搞得一团糟。　　　　想法 感受 行为

4. 如果我不长这样子，我的生活会好一点。　　　　　　想法 感受 行为

5. 我离开了派对。　　　　　　　　　　　　　　　　　想法 感受 行为

6. 我很在意自己的雀斑。　　　　　　　　　　　　　　想法 感受 行为

7. 我总是情绪崩溃。　　　　　　　　　　　　　　　　想法 感受 行为

8. 我总是担心自己的体重。　　　　　　　　　　　　　想法 感受 行为

9. 我总是拉直自己的卷发。　　　　　　　　　　　　　想法 感受 行为

10. 看完时尚杂志以后，我觉得自己很丑。　　　　　　　想法 感受 行为

答案：

1. 感受　　　　　　6. 感受
2. 想法　　　　　　7. 感受
3. 行为　　　　　　8. 想法
4. 想法　　　　　　9. 行为
5. 行为　　　　　　10. 想法

活动 3 关于身体意象

你知道吗

简单来说，身体意象就是你对于自己身体的感受，还有你在这具身体里面的感受。身体意象不是指身体外观看起来是怎样的，而是你对自己的外表是如何感受的。朋友、同辈、家人、生活方式、文化背景还有媒体环境，都会影响你的身体意象。

有健康身体意象的人通常会：

- 喜欢自己的身体；
- 接纳自己的身体；
- 对自己的身体感到自信和舒服；
- 不觉得如果身体看起来不一样会更讨人喜欢；
- 不会花很多时间关注自己的体重或外貌；
- 重视自己的内在是什么样的人，而不仅仅是自己看起来的样子。

例如：

我的身体很强壮，我长得特别特别高。我比我的朋友都高，在合照里看起来很好笑，但是这种好笑是恰如其分的。我认识一些整天都在担心自己外表的女生。她们化过于浓烈的妆，讨论自己是多么的胖。我不是这样的。我永远不会这么做。我觉得我化不化妆都可以。我的意思是，我喜欢化妆，但是我化妆不是为了证明什么或必须得化妆。当衣服不合身的时候，我也会觉得难为情。所以我一般都穿让自己感觉舒服的衣服。我有时穿裙子和好看的鞋子，有时是运动裤和连帽衫。我不会让身高、衣服、外表、体重或其他人的看法打扰自己的心情。我还有更好、更重要的事情要去考虑。

——赖莉

有不健康身体意象的人通常会：

- 执着于负面地看待自己的外貌；
- 过分担心自己的体重；
- 对于自己真实的外貌有不准确的看法；
- 关注并且执着于自己不满意的身体部位；
- 把自己和别人做比较并希望看起来像别人；
- 缺乏安全感并且觉得这是由自己的身材造成的；
- 相信如果他们能改变自己的外表，所有的问题都会消失。

例如：

我的身材很不好。我的鼻子是歪的，腿也太短了。我的头发太丑了，还是卷卷的，我一出门就开始炸毛。我知道如果我能减减肥，特别是腰细一点，就会有更多人喜欢我。所有招人喜欢的女生都有平平的肚子。我不能穿我想穿的衣服，因为那些衣服很显胖。我穿什么都显胖。我已经试过很多种不一样的减肥方法了，但是都没用。我感觉自己注定是个没人喜欢、也开心不起来的胖姑娘。永远都是这样。

——塔琳

健康的身体意象不意味着你不在乎自己的外表，而是意味着你重视并且欣赏自己的身体。它的核心是实现一种平衡，意味着你不是一直被自己对身体的感受所支配。健康的身体意象让你能够自由、灵活地做自己。这意味着你会接受和欣赏自己身体的全部，接受它真实的样子和它能为你做的事情，而不是它外在的样子。建立健康的身体意象需要时间、耐心和努力，但这些都是值得的。你是值得的。

探索一下

回顾刚刚两个女孩与内心的对话，花点时间想想你自己的身体意象。用上面的例子作为引导，想到什么就写下什么，任何你与内心的对话、声音或感受——关于自己身体的你能想到的、体验的东西。

_____

_____

_____

读一读你刚刚写的内容。

你对自己的身体意象有怎样的整体感受呢？是负面的、批判的，还是正面的、认同的？或者两者都有一点？

_____

_____

_____

有没有什么话是重复出现的？如果有的话，是什么？

_____

_____

_____

现在，拿一支荧光笔或其他颜色的笔，划出正面的词句。再用另一支颜色不一样的笔，划出负面的或自我批评的词句。

　　看看划线的部分，你注意到了什么？有什么让你感到惊讶的发现吗？你的身体意象反映了你与内心的对话吗？你的各种想法，包括正面或负面的，达到平衡了吗？还是它们大多数都是批判的想法？

_____

_____

_____

继续探索

　　思考一下你为什么读这本书，你想获得什么？拥有一些健康的（正面的、可实现的、前瞻性的）目标可以帮你专注于达成你想藉由本书来达成的目标。

　　接下来，写出至少两个有利于健康的并且你愿意尝试的目标（也可以写更多）。

例如：
当完成本书中的练习时，我能够不再把自己与别人做比较。
当完成本书中的练习时，我可以照镜子并且注意到被自己喜欢的身体部位。

轮到你了：

目标一：_____

目标二：_____

活动 4　镜中倒影

你知道吗

随便看一眼镜子就会被触发的负性自动思维有时候是无止境且很让人心累的。理解、识别并且替换这些思维，将帮你把注意力转移到积极的思维上。

当看着镜子里的自己时，你会关注到什么？你的自动化思维是什么？你有特别执着的身体部位或关于身体的东西吗？

为什么我总是在重要的场合来临之前长痘痘？太恶心了，我讨厌自己的皮肤。

我得整整鼻子，马上就得整。

我的膝盖太凸出了。

我根本就没有睫毛。

我的耳朵太肥、太丑了。我讨厌自己的耳朵。

我的胸太平了。毫无吸引力。

我的肚子太大了。

我的肤色太苍白了，像鬼一样。

我讨厌自己。

你对这些话熟悉吗？负性自动思维是瞬时发生的，而且能够极大地影响你的感受和行为。不过，这种模式并不永远都这样。随着练习，你会逐渐改变自己关注的地方。

探索一下

这个活动的目的是减少自动化的自我批评，并帮你不带评判地看到自己真实的样子。请认真阅读，这部分的内容很长。

1. 在下面的表格中写下当你想到自己的外貌特征时，第一个出现在脑海中的词语或想法。

2. 接下来，把每个词或想法分类为事实或评判。例如，如果你的鼻子是歪的，而且你认为"我的鼻子是歪的"，这则是事实；如果你认为，"我的鼻子很丑，我需要整整鼻子"，这里便包含了评判。

3. 最后，当你每一次写下"评判"的时候，想一个正面的替换词或替换想法。替换想法是一些你愿意对自己说的、用来对抗评判思维的话，或者让事实变得对你而言易于接受的话。如果你很难想到非评判性的替换词或替换想法，可以想想这个身体部位能够为你做的事情。你会因为什么而感谢它的存在？即使这个理由仅仅是身体部位的功能，你也可以写下来。这是个很好的开始。

例如：

身体部位	你的词语或想法	事实或评判	替换词或替换想法（用来替换评判）
头发	又塌又油	评判	直发
小腿	肌肉腿	事实	我喜欢自己的小腿
胳膊	太长了，仿佛畸形	评判	我的胳膊的确很长，我有些难为情。它们是我的胳膊，我需要它们，并且我也不能改变它们的长度

轮到你了：

身体部位	你的词语或想法	事实或评判	替换词或替换想法（用来替换评判）
皮肤			
头发			
眉毛			
睫毛			
眼睛			
耳朵			
鼻子			
嘴唇			
牙齿			
脸颊			
下巴			
脖子			
肩膀			
乳房			

续　表

身体部位	你的词语或想法	事实或评判	替换词或替换想法 （用来替换评判）
胳膊			
手			
指甲			
胸			
后背			
肚子			
胯部			
臀部			
大腿			
膝盖			
小腿			
脚踝			
脚			
脚趾			

身体部位	你的词语或想法	事实或评判	替换词或替换想法 （用来替换评判）
其他 ————			
其他 ————			

现在，划掉所有的评判，然后标出它们的替换词或替换想法。再读一遍这些替换词或替换想法，练习大声地读出来。这可能很难。一开始，你甚至不会相信这些话。不过没关系，这个练习的目标是先让你注意到事实。

继续探索

用上面填过的表格，圈出一些当你照镜子时，观察最多的身体部位。找出便利贴、马克笔甚至是旧眼线笔，把关于这些部位的替换想法直接写在镜子上。每次照镜子的时候都练习说一遍这些话。每一次都这样做。请记住：有时候状态不好是非常正常的。接纳自己的状态，继续尝试把真实的自己放在第一位。

活动 5　你不仅仅是一副躯壳

你知道吗

你的身体只是一副躯壳，但你还有很多重要的品质、特征和天赋，这些都与外表无关。仅仅关注你能用眼睛看到的东西是很容易的，特别是关注外貌。但事实上，你不仅仅拥有外貌。

当事情不尽如人意的时候，这不太可能是由你大腿的粗细、头发的颜色或长度，或者鼻子的位置所造成的。比起其他因素，你的不安全感可能是更主要的原因。外表并不能反映出你的内心或你的能力。当你做的事情不顺利或无法搞清楚原因的时候，你很容易将不安全感转化为对身材的责怪，因为你的身体更容易被自己看到。

我绝对不可能被选为学生会干部。我不像其他女生一样受人欢迎。因为我的头发不好，我的衣服不好，我的身材也不好，我整个人都不好。

比起责怪自己的身体，观察事实并认识到自己的强项是很重要的。

我的成绩很好，老师给了我很高的评价，我的演讲能力很强。无论什么场合，我的演讲都很精彩。如果我不能赢，那就太遗憾了。不过我会挺过去的，明年也会继续竞选。

事实上，你不一定会一直赢，而事情也不会一直按照计划的那样进行。没有人是完美的。当你能够退后一步并去了解现实，你或许可以停止责备自己的身材。

探索一下

阅读以下场景，思考身材责备和身体真实状态的区别。

身材责备：我喜欢跑步而且想参加越野队的选拔。昨晚我和一个去年选上的女生跑步，她比我瘦很多、比我跑得快，而且比我高很多。现在，我觉得我不该去参加选拔。

现实：和我一起跑步的女生更瘦、更高，跑步速度更快，但是这不代表我是个很差的赛跑者。

身材责备：午饭的时候，朋友说我吃得多。但我不觉得自己吃得很多。现在，他们都觉得我是没有自控力的胖子。

现实：他们只是跟我开玩笑，并不是故意去伤害我的感情。我只是那天心情很不好。我也说了他们吃得多，但我不是真的这么想。我当时没想过那些话会对他们产生什么样的影响。也许我们可以在吃午饭的时候讨论些其他东西。

用以上的例子作为指导，想一想你自己的关于身材责备的场景。想想那些你把不安全感和外在因素（比如你的外貌或体形）相关联的时刻，想得深入一点。然后，改写一下这个场景，让它更符合现实。

身材责备的场景：_____

_____

_____

现实：_____

身材责备的场景： _____

_____

_____

现实： _____

身材责备的场景： _____

_____

_____

现实： _____

继续探索

很重要的一点是，你能够识别自己拥有的与外表无关的品质。

列举三项你喜欢的活动（做首饰、骑马、弹琴等）：

1. _____

2. _____

3. _____

列举你身上古灵精怪的三个特点（笨拙得很好笑、突然声音很大、总是在看电影的时候睡着等）：

1. _____

2. _____

3. _____

列举你扮演的三个重要角色（作为女儿、姐妹、朋友等）：

1. _____

2. _____

3. _____

写下三个朋友或家人用来形容你性格的积极词汇（真诚、关心他人、意志坚定等）：

1. _____

2. _____

3. _____

活动 6　与自己的身体做朋友

你知道吗

人们常常批评自己的身体，用一种他们永远不会对朋友或家人使用的说话方式来对待自己。你越是这么做，就越是会相信自己说的话。

健康身体意象的一部分就是学会善待自己。用不和善的方式与自己对话只会增添自我批评和对身体的厌恶。

> 我没时间洗头发。我的头发看起来又油又糟。我讨厌自己的头发。
> 我穿牛仔裤显得腿又短又胖。
> 我早饭吃得太多了。我毫无自控力。
> 我知道自己考试没过。我太蠢了，应该多花点时间学习的。我一无是处。
> 我昨晚体重可能增加了好几磅（1 磅=453.56 克）。我现在就得去健身房。

重新阅读一下上面的几句话，想象你在和另一个人说话。例如："你早饭吃得太多了，你毫无自控力。"你真的会直接对朋友或其他人说这种话吗？很可能不会。因此，为了与自己的身体做朋友，你需要把自我批评变成关怀。

探索一下

想一想所有你批评自己身体的时刻。在下面的横线上给自己的身体写一封发自内心的信，为曾经对待它的方式道歉。用你的创造力，写得具体一点，拿出真诚的态度。你的身体值得这样。

_____

_____

_____

_____

_____

_____

继续探索

你已经向自己的身体道过歉了，现在让我们探索其他一些带着友善和关怀来对待身体的方式。从下面的列表中圈出至少三种你感兴趣的方式，并且在接下来的一周中尝试实践。你可以尽可能地多圈几种，也可以自己再想一些其他的方式。

散步
重新读自己喜欢的书
烘焙
大声唱歌

穿让自己感觉舒适的衣服

洗泡泡浴

做瑜伽

去操场荡秋千

花五分钟在黑漆漆的环境里坐着，只是呼吸

单曲循环自己最喜欢的歌

画画、涂色

写日记

跟小孩玩棋类游戏

采花并把花放在床上

其他：＿＿＿＿＿＿＿

当你尝试了至少三种方式以后，写下你的体验。

你尝试了什么活动？＿＿＿＿＿＿＿＿＿＿＿＿＿＿＿＿＿＿＿

花点时间在自己身上是什么感觉？＿＿＿＿＿＿＿＿＿＿＿＿＿

对自己友善是什么感觉？＿＿＿＿＿＿＿＿＿＿＿＿＿＿＿＿＿

写下一项你愿意继续的自我关怀练习。＿＿＿＿＿＿＿＿＿＿＿

活动 7　身体自传

你知道吗

你的身体讲述了一个独特的故事，即它的自传。你的身上有着丰富多元的文化历史。理解你的身体从何而来，更重要的是从谁而来，可以帮助你去欣赏自己的身体特征。

你不仅仅是一副躯壳，你是由独一无二的基因、记忆和经历所组成的杰作。有多少人曾说过你长得像你的母亲、父亲、姑姑、表姐或其他家庭成员？可能数都数不过来！

去年夏天，我参加了一次家庭聚会，第一次见到了很多远房表亲。我们的相像程度简直可怕，我们从未见过面！我们都有"祖传的鼻子"，我以前觉得这是个可怕的诅咒，不过现在我知道自己不是唯一有这种鼻子的人，我觉得还挺酷的。

——莱茜

你的身体是为你专门设计的。但是，我们常常会陷入一个困境：希望自己看起来能像另一个人，或者把身体和自己看到的不现实的图像相比较。书写身体自传将帮助你了解自己身体特征的故事，并且接纳自己原本的样子。

探索一下

翻翻你的家庭相册，新的和旧的，试着拼出故事。比起关注你没有的，更要去关注你有的。例如：我从未见过我的曾祖母，但是我有着和她一样的眼睛；还有，我笑起来的时候有着大大的酒窝，我的曾祖母也是！

当你看完相册，回答以下问题：

对于你和其他家庭成员的相像之处，你首先注意到了什么？ _____

你的眼睛更像谁？ _____

你的头发更像谁？ _____

你的体格更像谁？ _____

你的举止像谁？ _____

哪部分是你独有的特征？ _____

现在，希望你对自己为什么会有这样的相貌有了一些理解。让我们把所有的信息整合起来，创造你自己的身体自传。

首先，在一张空白的纸上画出身体的轮廓，然后加上一些色彩元素。你可以随意使用自己喜欢的东西：油漆、杂志图片、胶水、粉笔、蜡笔、马克笔等。在每个身体部位标记家庭成员的名字、相关的回忆等。例如，我在两只手上都写了奶奶的名字。在我小的时候，我会坐在她的腿上，她会跟我说我的手长得很像她的手。

请在身体轮廓中写出那些塑造了你看待世界的方式的记忆。例如，在我年纪小一点的时候，很喜欢在花园里给妈妈帮忙。我们从来不戴手套，会把手弄得很脏。我们不怕泥土弄脏自己，也不管周围的人怎么看我们，我们只是挖土、种植物、愉快地交谈。

当你完成练习的时候，花点时间好好欣赏自己的作品。让身体自传成为一份备忘录，提醒你那些塑造了你的人和经历。你的外貌不是你的一切，你承载着自己的历史、记忆，以及祖祖辈辈的人和事。

继续探索

仔细看看你的身体自传。

你最喜欢自己的哪段记忆或哪个身体部位?

_____

_____

它传承自哪个人?

_____

_____

给这个人写一封信，说一说你们的联结及这些联结对于你的意义。如果你能联系到他 / 她，你也可以把信寄给他 / 她。即使你无法联系到这个人，也还是请你把这封信写完，并将其放在信封里，然后存放在一个特殊的地方。

活动 8　指出积极的一面

你知道吗

　　花时间把关于自己身体的积极事实如实地记录下来，是非常有力量的一件事。你可能会想到一些积极的东西，但把想法写下来会赋予它更多意义。

　　你听说过"眼见为实"吗？这个词的意思是亲眼看到比听到某件事被大声说出来更能让人相信。现在，你已经快完成本书的第一部分了，希望你已经对自己的身体意象有了比较好的理解。当你要去建立更健康的身体意象，持续去发现关于身体的积极且真实的一面会帮助你继续向前。这并不总是一件简单的事情，也需要很多很多的练习。为了帮你圆满完成第一部分，请花点时间回顾并写下你已经学过的东西。

探索一下

　　在下面的空白处写下十个关于你身体的正面事实。例如，我的身体很强壮。写下你对身体充满喜欢、热爱或爱护的部分，以及想要继续关注的部分。例如，当我用和善而非残酷的态度对待自己的身体时，我感觉很好。不用想太多，想到什么写什么就好。

　　1. _____

2. _____

3. _____

4. _____

5. _____

6. _____

7. _____

8. _____

9. _____

10. _____

继续探索

花点时间想想你在前面七个活动中做过的事情。在下面的空白处随意写写这个过程给你带来的感受。想想起初的时候，再对比一下现在的状态。有什么变化吗？你在哪些方面进步了？在哪些方面还需要继续努力？你需要从他人那里得到什么支持？你打算如何获得这些支持？你现在感觉怎么样？诚实地对待自己，继续前进。

_____

_____

_____

_____

第二部分

青春期的真相

活动 9　在变化的身体

你知道吗

青春期时，接纳身体的变化是一件很难的事情。对于有些女孩而言，最难的部分是去理解正在发生的一切。你可能会感到非常困惑，而没有人能够理解你。

有时，前一秒我还是个在海滩上肆意奔跑的小女孩，一切都很正常，下一秒我就会陷入完全的自我评判。我还记得那是我月经初潮的年纪。当我走进海里时，我会把短裤放在附近，然后一上岸就立马穿上。我感觉所有人都在看我的大粗腿，它和我身体的其他部位是那么的不协调，我感觉非常糟糕。

——阿娃

这一切都从青春期开始。首先，你会感受到情绪的波动，然后是整个体形开始产生变化。当你觉得自己的身体已经完成转型后，它又会再次开始变化。更加糟糕的是，好像所有人都注意到了你身体的变化。

你可能会觉得没有人理解你，并且这一切都很不公平。这些躁动的感觉会对你的身体意象产生严重的影响。因此，最重要的一点就是你需要意识到自己拥有的依旧是最初那副熟悉的躯体。

探索一下

首先，创建一份记录有关身体积极回忆的档案。现在，回想一个让你觉得自己的身体非常健康、强壮并且不用担心它的样子时的情景。也许会是四岁的时候，你学会了爬院子里的树："我的胳膊和腿都非常强壮，可以帮助我爬到最高点！"或者是六年级的时候，你在学校组织的社区服务活动中帮忙搭建了房子："我可以来回运送卡车里的木头，好几个小时也不休息！我就这样帮助了需要帮助的家庭，感觉棒极了！"回想从小到大的经历，回想你的身体为你做了什么，而不是它看上去怎么样。

例如：

年龄：九岁

积极的身体回忆：我赢得了学校的跳绳比赛。

想法和感受：我觉得我是世界上最酷的女孩！我当时非常自豪，那一周我睡觉时都会戴着奖牌！

轮到你了：

年龄：＿＿＿＿＿＿＿

积极的身体回忆：＿＿＿＿＿＿＿＿＿＿＿＿＿＿＿＿＿＿＿＿＿＿＿

想法和感受：＿＿＿＿＿＿＿＿＿＿＿＿＿＿＿＿＿＿＿＿＿＿＿＿＿

年龄：＿＿＿＿＿＿＿

积极的身体回忆：＿＿＿＿＿＿＿＿＿＿＿＿＿＿＿＿＿＿＿＿＿＿＿

想法和感受：＿＿＿＿＿＿＿＿＿＿＿＿＿＿＿＿＿＿＿＿＿＿＿＿＿

年龄：＿＿＿＿＿＿＿＿

积极的身体回忆：＿＿＿＿＿＿＿＿＿＿＿＿＿＿＿＿＿＿＿＿＿＿＿＿＿＿

想法和感受：＿＿＿＿＿＿＿＿＿＿＿＿＿＿＿＿＿＿＿＿＿＿＿＿＿＿＿＿

试着每天花一点时间去回顾你的身体帮助你完成了什么任务。允许自己去欣赏和承认那些由身体完成的美妙事务，而不是纠结于它的外表看起来如何。

继续探索

低龄的孩子会觉得身体只是一件可以帮自己跑跳、打闹、吃喝和思考的工具。他们一般不会把身体和消极的评判联系在一起。但随着成长，他们的思想也在改变。就像之前那个在沙滩上奔跑的小女孩，你身体中的某些东西也在慢慢变化。

回忆一下：你什么时候第一次发现身体"不只是一副躯壳"的？

＿＿＿＿＿＿＿＿＿＿＿＿＿＿＿＿＿＿＿＿＿＿＿＿＿＿＿＿＿＿＿＿＿＿＿＿＿

当时你在哪里？＿＿＿＿＿＿＿＿＿＿＿＿＿＿＿＿＿＿＿＿＿＿＿＿＿

你和谁在一起？＿＿＿＿＿＿＿＿＿＿＿＿＿＿＿＿＿＿＿＿＿＿＿＿

发生了什么？＿＿＿＿＿＿＿＿＿＿＿＿＿＿＿＿＿＿＿＿＿＿＿＿＿＿

你的感觉怎么样？＿＿＿＿＿＿＿＿＿＿＿＿＿＿＿＿＿＿＿＿＿＿

你是如何反应的？＿＿＿＿＿＿＿＿＿＿＿＿＿＿＿＿＿＿＿＿＿＿

这之后发生了什么改变？＿＿＿＿＿＿＿＿＿＿＿＿＿＿＿＿＿＿＿

相较那时，现在你如何看待自己的身体？ _____

现在，回顾一下你刚才写的经历，和一位你信任的女性谈论这些经历。几乎所有的女性都有过类似经历，所以找到一位这样的女性应该不是很难。把沙滩小女孩的故事讲给她听并问她："你是什么时候感到你的身体不只是一副躯壳的？"或者问任何你想问的问题。在下面写写她说了什么，还有你听到她的故事时的感受。

你们的故事有哪些相似之处？

_____

你们的故事有哪些不同之处？

_____

你还发现了什么？

_____

和别人讨论他／她"对身体意象的理解"，让你感觉如何？

_____

活动 10　你的掌控范围

你知道吗

在青少年时期，我们很容易就会感觉自己在失去掌控权：你的身体正在发生飞速的变化，你的情绪像钟摆一样摇摆不定，友情出现裂痕，你突然间被迫要做一些从来没做过的决定。你希望一切顺利，但实际情况并非如此，不过那也没关系。

过去的一个月烂透了。我的情绪每天都在爆发，这样的爆发让我感到压力非常大，继而导致了更多的情绪爆发。我感觉自己有一百万件事情需要完成，因此必须要熬夜，但是每个白天又会感到非常累。我的朋友全都在吵架，而我总被夹在中间。无论穿什么衣服，我看起来都像是肥硕的棉花糖。我的父母也非常烦人。家里人的关注都在我姐姐的身上，而我的弟弟总要让人送他去这里去那里。我在家里就像个透明人。

——尼薇

当人不知所措的时候，就很容易进入恐慌模式。尽管有时候事情看起来毫无希望、令人望而却步甚至完全失控，但是你或许比自己想象的更有掌控能力。例如，如果你因为熬夜做作业而感到疲倦，那你可能需要换个方式来规划自己的时间，而这就是在你掌控范围内可以做到的事情。当所有的朋友都在吵架而你被夹在中间，你也可以拒绝被卷入其中。这可能很不容易，但其实你还是可以决定自己要在这件事情上花多少时间和精力。你人生中的大多数事情都在于选择。当事情好像要失控时，你可以选择去改变自己的想法和行为，让事情变得更可控一些。

探索一下

想想当下你人生中正在发生的，让你感到失控但其实你可以掌控的那些事情。在下表的左边罗列你觉得失控的事情，并在右边罗列使你重新获得掌控权的解决办法。请记住：你无法控制其他人的想法、反应和感受，但你可以掌控自己对于这些行为的反应。

例如：

让我感到失控的事情	我可以重获掌控的方法
我的朋友在吵架	不插手，并且告诉他们我不想被夹在中间
没有足够的时间完成所有的事情	列出事件的优先级，并按照顺序完成

轮到你了：

让我感到失控的事情	我可以重获掌控的方法

继续探索

　　有时候，你会面对自己确实无法掌控的事情，比如脸上长痘了、球赛因为下雨取消了或者妈妈迟到了。这些事情每天都有可能发生。当它发生时，试着去认识并接受有时你可能就是掌控不了一件事。告诉自己，这些是我无法掌控的。不纠结于那些无法掌控的事情可以让你感到更自由和更有力量。

　　气球可以同时代表抓住和放手。想想你无法掌控并需要放手的事情，写在下面的气球中。大声地说："随它去吧！"然后深呼吸，并试着真正地放手。

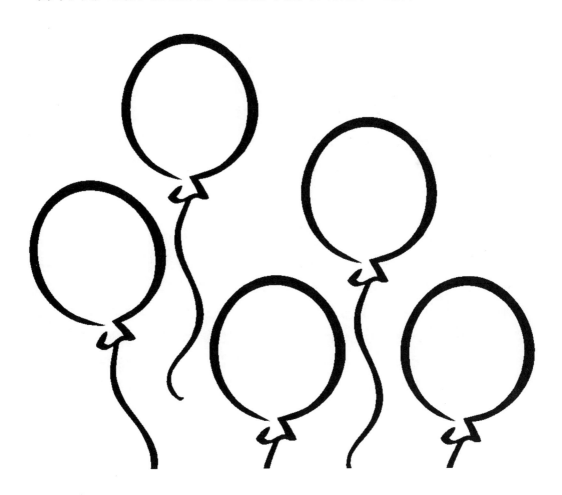

活动 11 融入

你知道吗

"迫切想要融入"带给人的心理压力是会让人非常不舒服的。女孩对自己的评价大多取决于来自朋友和同辈的看法。这种源于社会的压力会让女孩感到害怕、不安，并开始自我怀疑，有些女孩会在这股持续压力的作用下开始改变自己。

融入一开始可能只需要你做一件很小的事：你向别人表示同意，但其实你并不真正认同，或者你假装喜欢一样你根本无法忍受的东西。或者是一些相对更难做到的事：去穿自己根本不喜欢的衣服，或者换发色，又或者为了迎合身边的女生而开始贬低自己的身材。

我所有的朋友都有完美的身材。我愿意付出任何代价变成她们那样。她们总说我可爱。我讨厌被说可爱，因为可爱意味着胖，可爱意味着永远不会有人跟我约会。我买与她们相同牌子的衣服（但是我不喜欢），像她们一样化妆，甚至去染了头发，因为有人说我原来的头发看上去"像老鼠的颜色"。最让我困扰的是，她们总说其他女孩胖，还嘲笑她们的长相。更过分的是，她们不会当着其他人的面说，而是在我的面前说，可我比她们嘲笑的那个女孩还要胖。这让我更憎恨自己的身体，还担心她们在我不在的时候会说我什么。我也不知道自己为什么这么在意，但我就是很在意。我只是想融入她们。

——埃拉

融入和归属非常不一样。当你试图融入时，你会去改变自己。而当你真的有归属感时，你会舒服地做自己并接纳自己。真正的归属意味着诚实地面对自己且从不为了迎合别人而改变自己。

我经常和三个女孩一起玩。我们住在同一条街，我们的家长也都是好朋友。我们都变了很多并经历了很多不同阶段。我们现在会和不同的人出去玩，也非常忙，但是我们的关系还是非常紧密。我们在一起经历了很多事情，我知道她们会一直给我支持。这让我感到轻松，因为我不需要担心我的外貌怎么样，我应该说什么，甚至问什么问题。无论怎样，她们都会接受我的。

——克劳迪娅

归属感是不会给人造成压力的。作为青少年，去追逐不同的潮流是很正常并且自然的事。去学习朋友的好品质也同样是合理的。但是，当它让你感到不对劲时，这些举动就会给你带来伤害；当你感到失去了真正的自我时，这些举动也就变成不良的了。

探索一下

回想你因为需要融入别人而强迫自己改变的一次经历。对方有可能是你最好的朋友、同一支运动队的队友或者一群你觉得很酷、很有意思的朋友。

具体来说，你在哪些方面感到有需要改变的压力？

描述一下，为什么你觉得自己需要做出这个改变？

当时发生了什么让你觉得不能做真实的自己？

你的内心是怎么想的？你的身体有什么反应，你觉得这些信号代表了什么？

现在，请认真地思考一下，如果你当初坚持做自己，会发生什么？

如果你做了真正的自己，情况会有什么不同吗？

如果再发生一次，你会以不一样的方式说什么或做什么吗？

你觉得这样做的后果会是怎么样的？

继续探索

　　想要融入和尝试新鲜事物的想法是很正常的。但当融入的代价是你要被迫做出不想做或让你不舒服的改变时，这就变得不对劲了。例如，你为了看起来更像你的小伙伴而改变自己的穿衣风格。因为喜欢她们的穿衣风格而改变，是完全没问题的；但是，如果你改变穿着是因为有人告诉你只有这样才能和她们一起玩，那就有问题了。你可能在当下并不确定自己想要成为一个什么样的人，但你可以感觉出什么是对的、什么是不对的。回想一下你刚才写的各种情景。在下面写出你感觉哪些是对的、哪些是错的。

哪些是对的?

_____

哪些是错的?

_____

当你真的有归属感时,你会觉得舒服且安心;她们会接受你的全部,而不是你的各种外在条件。回想一下你现在的生活:

你融入了哪里?

_____

你归属于哪里?

_____

活动 12　对比带来的伤害

你知道吗

学会停止拿自己的体态和他人的做比较，对于建立健康的身体意象是很重要的。把自己的身体和别人的做对比，既不会改变你的体形，也不能为你带来健康的环境和良好的自我评价。

当你和其他人做对比时，下面两种情况有可能会发生。

1. 你对自己的评价更差了。

　　她吃得比我少多了。

　　我讨厌和我的姐妹同框；她比我好看多了，大家都知道。

2. 你用评判别人来提升对自己的评价。

　　外出的时候，我无时无刻不在观察周围所有的人。我讨厌承认这一点，但是当我感觉自己是这个屋子里面最好看的女孩时，我的自信会直线上升。

　　我真的庆幸我不像她。

别人的特征并不会真的折损或提升你自己的身体状况。当你把自己关于身体意象的概念建立在他人的体形标准上，这其实是在自讨苦吃。

探索一下

在下面的清单中圈出那些与其对比后让你感觉对自己不满意的人。

普通朋友	同龄人	陌生人
家庭成员	明星	所有人
专业运动员	亲密的朋友	其他：＿＿＿＿＿＿

现在，写出你最常做的对比。

例如：

我的姐姐比我瘦。

我最好的朋友比我好看。

轮到你了：＿＿＿＿＿＿＿＿＿＿＿＿＿＿＿＿＿＿＿＿＿＿＿＿＿＿＿

———————————————————————————————————

现实生活中，每个人都是独特的，你和他们的区别可能也是真实存在的。然而，当你在后面加上"比我"时，这个对比就变得不对劲了。

现在，重写你刚才所列的对比的例子。保留那些标签，并去掉那些比较。

例如：

我的姐姐是瘦的。

我最好的朋友非常漂亮。

轮到你了：＿＿＿＿＿＿＿＿＿＿＿＿＿＿＿＿＿＿＿＿＿＿＿＿＿＿＿

下次当你发现自己陷入了对比的怪圈时，试着只去形容和描述别人是什么样的，而不是强调自己的欠缺。

继续探索

现在，想想那些你和别人做完对比后，对自己的评价大大提升了的情况。

做完对比后的短期内，你有什么变化？（一分钟内、一小时内、一天内）

做完对比后的长期内，你有什么变化？（一周内、一个月内、一年内）

你可以用其他哪些想法来替代"做比较"？

活动 13 战胜自我怀疑

你知道吗

自我怀疑是你脑中的负面声音，让你再三怀疑自己的决定。当自我怀疑占据主导地位时，它会在很大程度上影响你的身体意象，阻止你享受生活。

为什么我要穿这身衣服？我看起来真蠢。

我知道我离开派对后每个人都在议论我。

我不知道午餐应该吃什么。我要是不点沙拉的话，大概每个人都会觉得我是一个失败的减肥者。

我的声音听起来像老鼠在尖叫。我永远不可能发表演讲。

你脑中的那个声音，那个告诉你，你不可能做出正确决定的声音，那个在你耳边低声说你不可能做对任何事情的声音，是完全错误的。挑战自我怀疑可以帮助你战胜这些声音。

探索一下

为了更好地探索自我怀疑，现在我们来仔细看看一些你所面临的选择。想出至少三件你愿意去做，但因为自我怀疑而搁置的事情。首先，写下你想去做什么。然后，写出尝试这件事会导致的最坏的情况。接下来，写出尝试这件事可能引发的最好情况。

最后，拓展你的思路并问自己："我愿意冒这个险吗？"最终的决定权还是在你。

例如：

我想做什么：和我的朋友游泳时不穿 T 恤。

最坏的情况：我全程都在担心自己的身材，不能享受这段时光。或许有些人会说些侮辱我的话，因为以前游泳的时候我总穿着 T 恤。每个人都会盯着我看。

最好的情况：我玩得真的很开心，甚至没有人注意到这件事，而且我也不会有一道奇怪的晒痕了。

我愿意去冒这个险吗？也许吧，我会考虑一下的。

轮到你了：

我想做什么：_____

最坏的情况：_____

最好的情况：_____

我愿意去冒这个险吗？_____

我想做什么：_____

最坏的情况：_____

最好的情况：_____

我愿意去冒这个险吗？_____

我想做什么：_____

最坏的情况：_____

最好的情况：_____

我愿意去冒这个险吗？_____

继续探索

下一次当你怀疑自己却最终得到好结果时，找个机会庆祝一下。在下面罗列过去发生过的这类事件。写写你都有哪些自我怀疑，以及当你决定冒险时又发生了什么。如果你抓住这个机会去回顾积极的结果，那你会更容易战胜将来发生的自我怀疑。

例如：

自我怀疑：我想染头发好久了。当我真的染好后，我变得非常不一样。我非常担心每个人都会议论我。

实际上发生了什么：每个人都在赞美我，并说他们也喜欢这个颜色，甚至有陌生人也说喜欢我的发色。

决定冒险后我感觉如何：开心而且非常自信！

轮到你了：

自我怀疑：_____

实际上发生了什么：_____

决定冒险后我感觉如何：_____

自我怀疑：_____

实际上发生了什么：_____

决定冒险后我感觉如何：_____

自我怀疑：_____

实际上发生了什么：_____

决定冒险后我感觉如何：_____

活动 14 慢下来

你知道吗

你有没有听说过"静闻玫瑰香"？它其实不是真的在说要闻玫瑰花的香味，而是在说要慢下来并感受周围存在的美。它是指要保持察觉并意识到周围一直存在却被你忽略的东西。

伴随成长，你很容易把注意力转向内在，而不是放在生活中简单事物的美上。

> 我记得当我还小的时候，我会收集东西：石头、贝壳、四叶草、叶子、花，任何我觉得美丽的东西。在带回家前，我会仔细检查每件物品。我会看着图案，用手指去摸索它们的纹路，并紧紧攥在手心。我并不会纠结我胃的大小，也不会担心别人的看法。我不必是完美的。我就是我。
>
> ——杰茜

"静闻玫瑰香"是一个温馨提示，提醒你去寻找生活里那些美丽的事物，它们与你的外貌、你所面临的困难没有任何关系。哪怕仅仅是一瞬间，它也可以帮你活在当下。

探索一下

选择一天，静闻玫瑰香。寻找生活中那些你本不会注意的事物。让这些事物与你的感官建立连接：你看到了、听到了、感受到了、闻到了，甚至是尝到了什么？写下你注意到的所有事情。也许是你房子后小溪淙淙的水流声。也许是春天第一朵花开放的样子，或是秋天第一片落叶的样子。又或者，你可以利用这个时间，不必非要到公园、小河边或阁楼上去，你可以只是一个人坐着并深呼吸着。

写下你注意到的所有事情：

_____

_____

列出三件你发现的独特事物。

1. _____

2. _____

3. _____

列出你发现的关于你自己的三件事。

1. _____

2. _____

3. _____

回想一下你刚才列的事情，并把它们当作让你更加留意周围的世界的一个提醒。

请允许自己活在当下，并享受这段人生旅程。

继续探索

回想一下，小时候的你热爱什么？在你周围有什么是你以前觉得美丽但后来不再留意的？

> 我以前喜欢在房子后面的树林里玩。我和朋友会一起爬树，收集石头并把它们扔到小溪里，会一直沿小溪走到天黑，然后回家吃饭。我从来没有担心过会弄脏自己、有虫子，或者世界上的其他任何事情。
>
> ——萨拉

在下面的空白处写下你最喜欢的童年记忆。请具体一点。如果可以，请找出一个可以让你回想起那段记忆的物品，并把它放在一个特殊的位置以提醒你活在当下。

_____

_____

_____

活动 15　你不是独自一人

你知道吗

有时候，作为一个女孩子可能会让人感到非常孤独。你的所有感受和想法看上去都是自己独有的，好像只有你一个人这样觉得。这些感受通常是非常强烈的、让人感到孤立无援且很难表达的，但真相是不管你感觉有多糟糕，你都不是独自一人。

当时我在一个朋友家里，那边还有一些其他女生。一开始我有点被吓到了，因为我不太认识她们。但其中一个女生很受欢迎，非常受欢迎，类似万人迷的那种。所有关于她的事情都是完美的：完美的家庭、完美的座驾、完美的身材、完美的皮肤、完美的发型。总之，就是完美的。我们当时坐在一起，然后有些人开始讨论体重。我们讨论各自厌恶的身体部位，她也参与其中。就算是那个完美的女孩也想改变她的外貌。我当时没有仔细想这件事，但事后我意识到，我们都在经历相同的事情，只是不拿出来讨论罢了。这真的帮我意识到了我其实不是独自一人。

——切尔茜

很多女孩都被自己的身体意象所困扰，但并不是所有人都会讨论它造成的困扰程度。去寻找能证明你不是独自一人的证据，会对你有所帮助。它可以帮助你去寻找在意并理解你的人，可以帮助你在受困扰时去寻求援助，还可以帮助你意识到自己不是独自一人，而这能让你的内心重获平静。

探索一下

回想你和切尔茜类似的一次经历：当你被身体意象困扰时，突然发现了别人也在被困扰的顿悟时刻。它有可能是一次面对面的对话，也可能是通过短信、邮件或社交软件的沟通，或者你不小心听到的甚至是你在书上和电视上看到的。

描述一下当时的状况：

_____

在这个状况前，你感觉如何？

_____

在这个状况后，你感觉如何？

_____

在这个状况后，你产生了什么想法？

_____

它如何改变或影响了你的身体意象？

_____

继续探索

请去寻找更多能证明不是你独自一人在和身体意象概念作斗争的证据。这有可能是你和好朋友的一次对话，可能是你在咖啡厅不小心听到了陌生人关于他们的体形的讨论或看到了一首非常有力量的诗，或者是你原以为的完美女孩亲口告诉你其实她并没有那么完美。你不是独自一人。请在下方列出你的证据。

我知道我不是独自一人，因为：＿＿＿＿＿＿＿＿＿＿＿＿＿＿＿＿＿

我知道我不是独自一人，因为：＿＿＿＿＿＿＿＿＿＿＿＿＿＿＿＿＿

我知道我不是独自一人，因为：＿＿＿＿＿＿＿＿＿＿＿＿＿＿＿＿＿

我知道我不是独自一人，因为：＿＿＿＿＿＿＿＿＿＿＿＿＿＿＿＿＿

我知道我不是独自一人，因为：＿＿＿＿＿＿＿＿＿＿＿＿＿＿＿＿＿

我知道我不是独自一人，因为：＿＿＿＿＿＿＿＿＿＿＿＿＿＿＿＿＿

我知道我不是独自一人，因为：＿＿＿＿＿＿＿＿＿＿＿＿＿＿＿＿＿

我知道我不是独自一人，因为：＿＿＿＿＿＿＿＿＿＿＿＿＿＿＿＿＿

我知道我不是独自一人，因为：＿＿＿＿＿＿＿＿＿＿＿＿＿＿＿＿＿

我知道我不是独自一人，因为：＿＿＿＿＿＿＿＿＿＿＿＿＿＿＿＿＿

活动 16 回首往事

你知道吗

当你处于青少年时期时，会有很多曲折和未知的事情发生。一切变故都会带来身体意象上的动荡。但好消息是，你可以改变自己的心态，甚至能让最糟糕的情况也变得可以被掌控。

很可能你已经经历了生命中很多迷茫和无助的时刻。当处在这些时刻时，你可能觉得自己永远走不出去了。你可能觉得自己永远不能焕然一新，就像你的衣服永远不会合身或你将永远融入不了群体。但这些时刻已经过去了大半，祝贺你成功地坚持到了下一个部分。请以回顾自己身上正在变好的事情这一方式来结束第二部分吧。

探索一下

回想你之前的练习，现在，请写出五件你已经意识到但希望可以更早意识到的事情。

例如：我希望我可以早点意识到其他很多女生对于自己身体的感受和我一样。

轮到你了：

1. _____

2. _____

3. _____

4. _____

5. _____

继续探索

　　第二部分的七项活动致力于帮助你追寻记忆的踪迹并且明白作为一个女孩子意味着什么。想想对于你来说最艰难的那一段时光，在下面的空白处写一封鼓励的信给那时的自己。那可能是很艰难的一周，或是整个糟糕的夏天。想想那时的你需要听到什么。请记住，随着你的成长，你会有新的体验，新的起起落落——请允许自己在这些经历中成长。你是值得的。

　　亲爱的自己：

_____

_____

_____

_____

_____

_____

_____

_____

_____

_____

_____

_____

　　　　　　　　　　　　　　真诚的_____

第三部分

粉碎社会标准

活动 17　真实的美丽

你知道吗

在键盘上随意地敲击几下，任何人都可以在电脑上修改照片。我们可以用Photoshop一类的软件，把图片变成任何我们想要的样子。杂志、电影、电视甚至互联网上的模特照片，都是经过精心修改的，照片中模特的样子和现实生活中的完全不一样。

如果在每张精心处理过的模特照片下面都可以写上："警告：此图像不是真实存在的！"，不是很好吗？但是不幸的是，精心修改过的照片和图像上并没有这样的警示标签。

> 每当我看杂志时，我知道其实这不是现实中模特的样貌，但是我还是忍不住拿自己和她们进行比较。她们身上的每个部位看起来都太完美了，而我的身材简直太糟糕了。每每此时，我都会想："如果我能再瘦一点或有直角肩的话，我的生活也可以那样完美。我也一定会很开心的。"
>
> ——杰达

当这些模特用软件来修照片上的某个部位或用Photoshop来进行包装的时候，其实也建立起了无法企及的标准—— 一种永远无法在现实中实现的美丽形象。最最疯狂的事情在于你在杂志上看到的大多数的人其实都不是真实存在的。很多杂志编辑会把一个女模特的腿部抠图下来，贴到另外一个女模特的身上。这些软件可以调亮或加深皮肤的颜色，可以祛斑、祛痘、瘦腰和拉长双腿，也可以抚平腹部、均匀磨皮，还可以改变眼珠的颜色，把棕色的眼珠变成蓝色的，甚至可以使臀部变小、胸部变大，达到任何你想要的效果。不得不说，在看到那么多完美照片的时候，很多人都会对自己的身材感到不满意。然而在这件事上，杂志并不是唯一的欺骗者，真正的欺骗者是所有的媒体。你需要更加留意各式各样媒体中照片的不真实性。而你，才是真实的。

探索一下

　　翻看一本杂志并完成一个心理清单。在下面的横线上简要地概述你所选择的杂志上的"完美女孩"的标准。她看起来怎么样？她穿什么样的衣服？形容一下她的头发、肤色、种族、身高、体重、眼睛的颜色和穿搭风格等。

_____

_____

_____

　　现在，选择一个有很多人的地方，可以是你家边上的公园、杂货店、购物中心或咖啡店，任何地方都可以。在那里静静地观察，观察你身边真实的人。不要拿他们和自己比较，不要评判他们，这不是攀比和对他人评头论足，而是要去看到我们生活的这个世界的真实状态和多样性。注意他们的着装、他们正在做的事情，以及他们和谁在一起。观察不同的体形，并发现他们的美。写下你注意到的内容。

_____

_____

_____

_____

_____

在你的记录中，杂志上的人和现实生活中的有什么区别？

_____

_____

　　有什么办法可以帮助你在之后的生活中继续去注意真实的体形，而非时尚杂志所描述的体形？例如，你可以做到不拿自己的体形和杂志上看到的进行比较吗？或者你可以从不同的体形中发现美吗？

_____

_____

_____

_____

继续探索

根据你的观察，写下自己对美的定义。你认为美是什么？

例如：
真实的美是在林间漫步时，看到片片雪花飘落。
真实的美是当我和朋友在一起时，充满欢声笑语。

轮到你了：

真实的美是 _____

_____

_____

_____

_____

_____

_____

活动 18　你比数字重要得多

你知道吗

　　我们所生活的社会让我们几乎不可能不去关注衣服尺码、体重、食物热量和运动等方面的数字，而媒体很擅长让我们对这些数字过度关注。但其实这些数字和定义与"你是谁"无关，你远远比这些数字重要得多。

　　想想那些困住我们的数字枷锁：体重、体质指数（BMI）、年龄、身高、内衣尺码、牛仔裤尺码、裙子尺码、糖类摄入量、脂肪摄入量、热量摄入量、每周"应该"运动的次数等。这份清单是不是变得没完没了？这其实很容易让人陷入一种"应该"为很多事担心的错觉，长此以往，会演变成一种错误的思维方式。这种错误的思维方式会让你陷入对自己的错误理解，又或者没有依靠任何真实的依据和证据而得出结论。

　　例如：

　　　　我感觉自己好像吃了一吨的脂肪，我好恶心啊。
　　　　其他女孩都穿超级紧身的牛仔裤，而我永远穿不上那种板型。
　　　　我这周必须每天锻炼，不然我会变得非常胖的。

　　并不健全的社会标准助长了这些想法，并让这些想法变成了错误的思维方式而影响着你。数字并不能定义你，只有你才可以定义你自己。如果想要改变，可以尝试先改变自己错误的想法，让它变成正确的想法。正确的想法是当你得出结论之前，先观察事情真实的情况（积极的、消极的和介于这两者之间的）。正确的想法是平衡的，并且是有事实和证据来佐证的。

探索一下

社会对于数字的重视程度不会改变，这也是你无法控制的。而你可以控制的是你如何应对这些数字，以及掌控这些数字对于你生活的影响程度。下面请阅读女孩错误的想法，并改写出一个正确的想法。

例如：

错误的想法：我感觉自己好像吃了一吨的脂肪，我好恶心啊。

正确的想法：脂肪并不会让人恶心，而且我不可能吃掉一吨脂肪。

轮到你了：

错误的想法：其他女孩都穿超级紧身的牛仔裤，而我永远穿不上那种板型。

正确的想法：_____

错误的想法：我这周必须每天锻炼，不然我会变得非常胖的。

正确的想法：_____

现在，列出一些你自己因为受数字的驱使而引发错误想法的例子，并把它改成一个正确的想法。

错误的想法：_____

正确的想法：_____

错误的想法：_____

正确的想法：_____

错误的想法：_____

正确的想法：_____

继续探索

请在下方列出你可能用来定义自己的"数字枷锁"。它可能是你刚刚所写到的东西，也可能是和其他内容相关的，例如，垒球比赛中被淘汰的次数，你的学业绩点和高考成绩。

_____

_____

_____

_____

_____

_____

现在，在你刚刚写的列表前加上"我比……更加重要"。例如，我比牛仔裤的尺码更加重要。如果有再次被"数字"套上枷锁的可能，可以回看这一页来提醒自己，你比"数字"更加重要。

活动 19　虚假广告

你知道吗

　　广告绝对不只是广告。大多数的广告都是针对青春期女性的，传递给青春期女性的是："无论你对自己或对自己的身体有什么不满，我们的产品都能对其进行修复。"所以当你在阅读杂志的时候，有多少时刻让你感觉自己必须立刻出去购物？这就是广告的魅力，让你想要购买他们销售的产品。但问题是，大多数情况下，那些承诺能快速修复的产品通常并没有什么效果。想一想上次你购买一款新产品并且迫不及待地想要使用它的经历，结果只会让你失望。

　　我一直都在长痘痘，所以总是购买一些广告上的产品来清洁皮肤。我的整个抽屉都塞满了祛痘产品，但是它们都没什么用处。没有一款产品是有效果的，但是我总是觉得它们会有用。

——卡米拉

　　我最好的朋友开始服用她在健身杂志上看到的减肥药。有一天，她突然开始发抖，然后头晕目眩。她妈妈带她去看医生，医生说她的心率太快、血压太低。那些广告承诺会让她变得更加健康，但她只吃了几颗药，这些药就差点要了她的命。这简直太恐怖了。

——玛拉

　　我一直在存钱准备去买一种非常昂贵的洗发水，因为我的卷发很容易炸毛。当我买了以后，我真的以为我的生活会有所改变。我迫不及待地想要使用它。但使用后，它仅仅只是让我的头发变得油腻和不蓬松了。猜猜怎么了？几小时后，我的头发又变得卷曲了。

——查莉

　　逛街购物和购买新的产品其实是没问题的，甚至有时候很有意思。但是大多数的产品都无法兑现它们在广告上的承诺，并且很容易让你对自己的身体感觉不满意。下一项活动帮助你更好地了解如何对广告增强认识并了解媒体的目的。通过实践和学习，你可以避免让自己落入消费主义的陷阱。

探索一下

　　回想一下，你购买了"必须拥有"的产品（当你看到广告的时候，你说服了自己并确信自己是需要它的），但是这款产品根本没有用的经历。

你购买的是什么产品？

_____

你当时认为这款产品有什么用？

_____

事实上它有什么用？

_____

现在，重写这则广告，让这则广告可以反映真相。

例如：

一款睫毛膏的广告词中写道："睫毛的长度加倍。"

真相是："长度加倍？试试这款可以让睫毛粘成巨大的一丛而且永远都洗不掉的产品。"

轮到你了：

广告词：＿＿＿＿＿＿＿＿＿＿＿＿＿＿＿＿＿＿＿＿＿＿＿＿＿

真相是：＿＿＿＿＿＿＿＿＿＿＿＿＿＿＿＿＿＿＿＿＿＿＿＿＿

现在，再想一些并没有兑现它所承诺的产品效果的广告词。

广告词：＿＿＿＿＿＿＿＿＿＿＿＿＿＿＿＿＿＿＿＿＿＿＿＿＿

真相是：＿＿＿＿＿＿＿＿＿＿＿＿＿＿＿＿＿＿＿＿＿＿＿＿＿

广告词：＿＿＿＿＿＿＿＿＿＿＿＿＿＿＿＿＿＿＿＿＿＿＿＿＿

真相是：＿＿＿＿＿＿＿＿＿＿＿＿＿＿＿＿＿＿＿＿＿＿＿＿＿

广告词：＿＿＿＿＿＿＿＿＿＿＿＿＿＿＿＿＿＿＿＿＿＿＿＿＿

真相是：＿＿＿＿＿＿＿＿＿＿＿＿＿＿＿＿＿＿＿＿＿＿＿＿＿

继续探索

找一本时尚杂志并仔细阅读，当出现承诺可以改变外观的广告页面的时候，在这页折个角，比如"飘逸的秀发触手可及。"折下每个含有矛盾的页面，比如在某页上有一篇关于正面自尊的文章，并同时刊登了化妆品广告。折下每个带有谎言的页面，比如"只需四小时，减轻发红，减少丘疹的面积。"折下每个包含非常不健康信息的页面，比如"十天内减掉十磅（1磅=453.56克）"。同时也可以折下每一个在你看起来疯狂的广告页面，比如一位非常性感的女人穿着非常高的高跟鞋和很短的短裤在洗车。想想在这些荒唐的广告背后所隐藏的虚假性。想想在你认识的人里面，有多少女性会穿着高跟鞋洗车？有时，真相一直在我们眼前，只是我们选择视而不见。当你把这些都折完时，这本杂志还剩多少页呢？

你注意到了什么？剩下的页面有多少是有可读性的呢？

_____

读完时尚杂志后，你感觉怎样呢？

_____

这次试验将怎么改变你以后阅读杂志的方式呢？

_____

活动 20 取代"胖瘦话题"

你知道吗

"胖瘦话题"从简单的角度解释就是人们对自己身体的胖瘦和线条进行的负面交谈。众所周知，女性热衷谈论肥胖问题。"胖瘦话题"强化了荒谬的社会标准，也强化了女性必须对自己的身体不满意的现象。"胖瘦话题"是完全不健康的，无形中让女性不断和自己的身体较劲。

负面地谈论我们的身体在我们的社会中已经变得非常常见了，以至于很多时候我们都没有意识到自己在做这件事情。人们会讨论"胖瘦话题"，其实也有很多原因，比如建立联系、批判他人，以及对自己过分缺乏自信。

"我穿这条裤子，会显得屁股很大吗？"

"我简直不敢相信她都吃光了！"

"我的肌肉一点力量都没有。"

"你穿那件衣服超级可爱，你是减肥了吗？"

"我希望我可以拥有和她一样的身材。"

"如果我不那么胖的话，我一定会在大一的舞会上遇到约会的对象。"

"我有'拜拜'肉了。"

"你好，草莓鼻。"

"她不应该穿这件。"

"我吃得太多了，我不应该吃甜点的。"

"我需要去隆胸。"

"我穿这件衣服简直像根香肠。"

这张列表可以很长很长。上面列出的某些陈述看似非常正面，但如果仔细思考的话，它们还是在强调"瘦就是好"。例如，"你穿那件衣服超级可爱，你是减肥了吗？"这句话看起来很积极，但是它到底传递了什么？"你原来看起来很糟糕，但是现在看起来好棒呀！"其实并不是夸赞，反而是反向贬低。好好想想这件事，"胖瘦话题"到底给人们带来了什么？

玛吉："我吃得太多了，我不应该点甜点的。"

凯尔茜："天呐，你看看我吃了多少，比你多多了，而且我的甜点是你的两倍！"

从大概率而言，她们可能都有吃甜点，这段对话会使两个女孩对吃甜食感到满意。但是，"胖瘦话题"的对话基本不会像下面这样。

玛吉："我有'拜拜'肉了。"

凯尔茜："我也觉得有点，你该多锻炼锻炼了。"

这是个非常刻薄的评论，而且绝对不是玛吉的本意。"胖瘦话题"是个社会问题，但这不一定是你的问题。通过练习，你可以和亲密的朋友结束这样的"胖瘦话题"。

探索一下

当你对一个人的身材进行负面批判的时候，你真实的感受是什么？你真正想要听到的是什么？你的目标是什么？想一想最近几次你用"胖瘦话题"想传递出的是一种什么感觉，并完成下面的问题。

例如：当我对我的朋友雷妮说："我穿每条裤子都感觉自己壮得像头牛"时，我觉得有点难为情。我真正需要的是与某人产生联系。下次，我可能会和我比较信任的朋友待在一起并且做真实的自己，而不是进行"胖瘦话题"的讨论。

轮到你了：

当我和＿＿＿＿＿＿说＿＿＿＿＿＿＿＿＿＿＿＿＿＿＿的时候，

我感觉＿＿＿＿＿＿＿＿＿＿＿＿＿＿＿＿＿＿＿＿＿＿＿＿＿＿。

我真正需要的是＿＿＿＿＿＿＿＿＿＿＿＿＿＿＿＿＿＿＿＿＿。

下次，我可能会＿＿＿＿＿＿＿＿＿＿＿，而不是进行"胖瘦话题"的讨论。

当我和＿＿＿＿＿＿说＿＿＿＿＿＿＿＿＿＿＿＿＿＿＿的时候，

我感觉＿＿＿＿＿＿＿＿＿＿＿＿＿＿＿＿＿＿＿＿＿＿＿＿＿＿。

我真正需要的是＿＿＿＿＿＿＿＿＿＿＿＿＿＿＿＿＿＿＿＿＿。

下次，我可能会＿＿＿＿＿＿＿＿＿＿＿，而不是进行"胖瘦话题"的讨论。

当我和＿＿＿＿＿＿说＿＿＿＿＿＿＿＿＿＿＿＿＿＿＿的时候，

我感觉＿＿＿＿＿＿＿＿＿＿＿＿＿＿＿＿＿＿＿＿＿＿＿＿＿＿。

我真正需要的是＿＿＿＿＿＿＿＿＿＿＿＿＿＿＿＿＿＿＿＿＿。

下次，我可能会＿＿＿＿＿＿＿＿＿＿＿，而不是进行"胖瘦话题"的讨论。

继续探索

　　"胖瘦话题"是有害且没有必要的，甚至如果经常这样做的话，它会变成很难改变的习惯。让我们找出一种方法，一劳永逸地改变这个问题。拿出纸和笔，如果想用彩笔也可以。在纸的中间写上"不要再谈论胖瘦话题了！"，然后在周围空白的地方写下曾经说过的有关胖的话语。完成后，向自己保证不在日常的互动和对话时提及"胖瘦话题"。把这张纸带在身边，如果你发现自己还是会提到"胖瘦话题"的时候，请再次尝试这个练习。完全不谈论"胖瘦话题"是需要时间和练习的，但请相信，这一定是值得的，你一定还有很多重要的事情可以谈论。

活动 21 直面"胖瘦话题"

你知道吗

你刚刚学会了如何用不同的话题来代替"胖瘦话题",而现在,我们需要去直面"胖瘦话题"。在不久的将来,你有很大的概率会碰到一个对身体有负面评价的人。你可以使用一些方法来转换话题。

当你第一次决定不再谈论"胖瘦话题"的时候,你可能会受到一些阻碍。因为有些人会用"胖瘦话题"来开启一段对话,但是他们不认为这有什么问题。

> 我第一次讨论"胖瘦话题"是在学校。那是"爱身体日",我们看了很多很有意思的视频并一起讨论了这件事情。在那之前,我都没有意识到自己的很多行为与"胖瘦话题"有关。原来我和朋友的讨论一直那么不健康。我开始慢慢注意到,几乎我身边所有的女性都觉得自己的身材是不完美的。甚至是我的母亲,一名游泳教练,也对自己的身材不满意!现在,每当我再碰到这个情况的时候,我都会告诉她们,或者换个话题。我现在感觉好多了,感觉自己很有力量。
>
> ——斯特拉

就像斯特拉说的那样,我们可以自己选择想说的和不想说的事情。"胖瘦话题"对人们的影响根深蒂固,但当你意识到这一点后,可以试着降低讨论"胖瘦话题"的频率。这不仅帮助了你,也有助于你的朋友不去讨论"胖瘦话题"。当你听到别人在谈论"胖瘦话题"的时候，你可以用下面的方法帮助自己。

方案1：直面

这可能很困难，但是很可行。当有人在你周围讨论"胖瘦话题"时，大声告诉她。和她直面这个话题，并告诉她你对"胖瘦话题"的理解，外加为什么"胖瘦话题"会产生负面的影响。你可以告诉她："当你对自己的身体有负面评价的时候，我也会很难过，因为我认为你很漂亮。"你比较熟的家人或好友等，会让你更易直面"胖瘦话题"。分享你的感受，并礼貌地请她们停止。

方案2：不参与对话

有时候，无论你说什么、做什么，都不能让别人停止"胖瘦话题"。例如，有些人如果一生都在节食，让他们尝试不谈论"胖瘦话题"会比较艰难。就像我们之前讨论的"掌控范围"，你无法控制别人的言行，但是可以选择不参与对话。有时候，行动胜于雄辩。

方案3：更改主题

在社会中，我们会碰到不同的人，而变换聊天的主题可能是最好的选择。这样，你既没有参与对话，也切断了对话。

请记住，你不必忍受烦琐的"胖瘦话题"。你有挑战社会标准的力量，你可以选择自己想做的和不想做的。

探索一下

使用上面列出的三种技巧，练习一下当碰到"胖瘦话题"时，你会如何应对。

例如：

你最好的朋友对你说："天呐，穿着这件衣服有没有让我看起来像条搁浅的鲸鱼？说实话，我都不知道为什么我还要穿它。"

方案1：直面

"你知道'胖瘦话题'吗？许多女孩会在和别人聊衣服尺码的不健康对话中，对自己的身体失望。我想让你知道，你看起来很棒，我不知道为什么你一直对自己的身材不满意。我希望我们可以达成一致，我们能停止攻击对方的身材。我们还有更多更有意思的事情要谈呢！你觉得怎么样？"

方案2：不参与对话

"我是不会回答这个问题的。"或者你可以完全忽略这个话题。

方案3：更改主题

"你复习了下周的心理考试吗？"在这种情况下，你可以选择不参与对话或改变话题。但是如果对方对你说"我知道我看起来很恶心"之类的话，你需要直接告诉她："不是的，我不认为你很难看。我不回答这个问题是因为我不喜欢你老是觉得自己身材不好。"

轮到你了：

你和学校里的朋友决定去买泳衣，参加即将举行的泳池派对。你的朋友全程都在说她的身材如何的不好看，她估计会成为泳池里最胖的那一个，以及她需要去丰胸。这个时候你能做什么呢？

方案1：直面

_____

_____

_____

_____

方案 2：不参与对话

_____

_____

_____

_____

方案 3：更改主题

_____

_____

_____

_____

继续探索

　　迅速回应是阻止行为的最好办法，你需要提前准备并有勇气去回应，说出自己真实的感受。下面，请列出你在家人或朋友那里最常听到的三句有关"胖瘦话题"的言论。

1. _____

2. _____

3. _____

现在，在下面空白的地方，结合前面三种技巧，写出你觉得合适的回应。

例子：

"胖瘦话题"："啊，我好胖啊！"

回击："有的时候，我们会对自己的身材不太满意。我发现我们会花很多时间说自己的身材怎么怎么不好，我们不要再这么做了吧。我想让自己更欣赏自己的身材。"

轮到你了：

"胖瘦话题"：_____

回击：_____

_____

_____

"胖瘦话题"：_____

回击：_____

_____

_____

"胖瘦话题"：_____

回击：_____

_____

_____

活动 22 和体重秤说再见

你知道吗

有没有这样一天，你醒来时觉得今天会很棒，直到踏上体重秤的那一刻，在那一刻，你觉得这是最糟糕的一天。为什么有那么多的女性会让体重秤上的数字来决定今天是美妙的一天还是糟糕的一天呢？体重秤只是告诉你身体的质量，它无法衡量你的才能、智慧、情商、力量或其他任何东西。

社会赋予体重秤太多的意义。事实上，体重秤上的数字只是数字。它和你的内在美没有任何关系。另外，对于青少年而言，体重在青少年时期有变化是非常正常的。

我每天早上起床做的第一件事情就是给自己称重。哪怕我醒来的时候感觉今天会是美好的一天，但是当我发现我比昨天重了0.05千克的时候，早上的好心情就会一扫而空。如果重得更多，我就会觉得毛骨悚然，然后我只能穿宽松的裤子去学校。

——玛丽萨

天呐，我妈妈简直就是体重秤的奴隶，她无时无刻不在称重。每次都是上秤，叹气，脱下她的手镯，然后再称！我问过她，一个手镯真的可以让体重减轻很多吗。她翻了个白眼，然后和我说："总有一天你会明白的。"我希望我永远都不明白这一点！

——珍尼弗

因为超重，我选择和营养师合作来保证健康饮食、安全减肥。但问题是，数字还是会让我很心烦。我选择健康的方式，锻炼身体，这一切都很好，但是这几周我的体重仍然没有改变。我觉得自己没有任何进展，我有点想放弃了。这完全是心理上的，我完全能感觉更好、更健康。我希望体重秤从来没有被发明过。

——阿什莉

考虑一下：如果你的体重变化很轻，而又没有体重秤可以向你显示数字的时候，你还会注意到它吗？不密切关注体重可以让你更好地关注自己内在的健康，而这一点尤其重要。

探索一下

不让数值影响你的日常生活，第一步就是下定决心。第二步就是识别体重对于你的生活有多大的影响。为了帮助你入门，请回答以下问题。

如果体重符合你的期望，你会感觉如何？

_____

如果体重不符合你的期望，你会感觉如何？

_____

如果体重符合你的期望，你会告诉自己什么？

_____

如果体重不符合你的期望，你会告诉自己什么？

_____

你在对上述问题的回答中有什么发现？

_____

_____

现在用上述答案做引导，写一封给体重秤的分手信。写信时假定自己在结束一段长期的关系，因为你现在就是在和体重秤结束长期关系。提醒自己：你不只是一个数字。

亲爱的体重秤：

_____

_____

_____

_____

_____

_____

_____

_____

_____

_____

_____

_____

_____

_____

真诚的 _____

继续探索

现在，你已经和自己的体重秤分手了。你可以捐赠、扔掉它，甚至是将它砸掉。注意：如果体重秤不属于你，请让拥有它的人将它藏起来或者放在你看不见的地方，或者和那个人聊聊可不可以让你砸掉它。你需要一个锤子或一根棒球棍，以及一个大塑料袋。将体重秤放在袋子里固定好（体重秤的碎片可能会飞溅到很多地方）。将袋子系好以后，就可以将其打碎。接着，你可以试着和另一个"数字枷锁"分手。

活动 23　不要为外貌而道歉

你知道吗

　　当你做了一件需要道歉的事情时，比如你透露了自己最好的朋友的秘密或者没有兑现承诺，你会表达歉意。但是，你不需要为自己的外貌道歉。

　　社会在谴责女性外貌上绝对可以拿一块金牌。看看书报亭里的杂志封面，你能轻易地读到一些攻击女性外貌的标题，比如：① 体重似乎增加了；② 没化妆就离开了家；③ 穿了其他人不喜欢的衣物；④ 与众不同的发型。事实上，你会发现很多杂志的封面都包含上面的全部内容。下面是一个完美女孩为自己的外貌道歉的例子。

　　　　我经常为许多事道歉。当我和朋友在一起时，如果我发现自己没她打扮得那么正式的话，我会为此道歉。如果我的嘴唇干裂了，我会为此道歉。如果我去健身但是没洗澡的话，我会告诉所有人我没洗澡，并为此道歉。如果我的腿比较干涩、不舒服，需要涂身体乳时，或者衣服起皱时，甚至衣服太紧身时，我都会深表歉意。我总是会为自己的外貌道歉，但是我其实并不觉得愧疚，我只是在道歉。

　　　　　　　　　　　　　　　　　　　　　　　　——吉莉安

　　为自己的外貌道歉可以保护自己免受他人的批评，但这样也显得你比较缺乏安全感。为自己的外貌道歉完全是内在的、无助的和没有必要的。但这个也不完全是和人的形象有关，花点时间想一想那些你道歉了但其实心里并不想道歉的事情。过度道歉是很多女性会做的事情。你不必为自己并不愧疚的事情而道歉。通过实践和认识，你可以消灭无用的想法并停止无意义的道歉。

探索一下

你可以学习如何停止对自己的外貌道歉。

首先，写下你上次做这件事的时间：＿＿＿＿＿＿＿＿＿＿＿＿＿＿＿＿＿＿。

你向谁道歉？　＿＿＿＿＿＿＿＿＿＿＿＿＿＿＿＿＿＿＿＿＿＿＿＿＿＿

你为什么道歉？　＿＿＿＿＿＿＿＿＿＿＿＿＿＿＿＿＿＿＿＿＿＿＿＿＿

现在，深入了解你为什么要为自己的外貌道歉。接着上面的问题，回答下面的问题。

你有什么证据证明自己实际上需要道歉？

＿＿＿＿＿＿＿＿＿＿＿＿＿＿＿＿＿＿＿＿＿＿＿＿＿＿＿＿＿＿＿＿＿

＿＿＿＿＿＿＿＿＿＿＿＿＿＿＿＿＿＿＿＿＿＿＿＿＿＿＿＿＿＿＿＿＿

当你的朋友为他/她的外貌而道歉的时候，你的反应是什么？

＿＿＿＿＿＿＿＿＿＿＿＿＿＿＿＿＿＿＿＿＿＿＿＿＿＿＿＿＿＿＿＿＿

＿＿＿＿＿＿＿＿＿＿＿＿＿＿＿＿＿＿＿＿＿＿＿＿＿＿＿＿＿＿＿＿＿

当你为外貌道歉的时候，你最担心的是什么？

＿＿＿＿＿＿＿＿＿＿＿＿＿＿＿＿＿＿＿＿＿＿＿＿＿＿＿＿＿＿＿＿＿

＿＿＿＿＿＿＿＿＿＿＿＿＿＿＿＿＿＿＿＿＿＿＿＿＿＿＿＿＿＿＿＿＿

道歉后，你感觉如何？有更好一些吗？好很多了吗？

_____

_____

如果你不为自己的外貌道歉，会感觉怎么样？

_____

_____

如果你不为自己的外貌道歉，会发生的最糟糕的事情是什么？

_____

_____

如果你做自己，那你能收获什么积极的成果？

_____

_____

_____

继续探索

　　即使你不道歉，你也有权利做自己。做自己可能意味着你有时候没有时间洗澡，有时候头发凌乱，有时候衣服尺码不合适，也有时候妆容不那么完美。但是这些都没什么大不了的。在下面列出你要道歉的前五件事，然后在后面写"但这没什么大不了的"。

例如：

我今天没化妆就离开了房间，但这没什么大不了的。

我这段时间完全是肿的，但这没什么大不了的。

轮到你了：

1. _____

2. _____

3. _____

4. _____

5. _____

从现在开始，让你的"但这没什么大不了的"清单不断提醒你，记得你是可以做自己的。

活动 24　打破社会标准

你知道吗

社会是很强大的，我们所使用的媒体充斥着大量隐藏信息来映射对自己体形的负面想法和感受。

希望本活动能教你一些防御机制和应对技巧，来应对如今的现实生活。我们生活在一个极度关注美丽、外貌、尺码和身材的世界中，媒体提供了源源不断的信息。这些信息持续在我们的耳边低语："你不够好。"不幸的是，要逃避这些消息并不容易。但是，现在你也掌握了这个真理：你足够优秀，这一点并不需要别人来告诉你。经过数字化处理的人只是看起来毫无瑕疵。而你不只是尺码、身材和数字。广告商希望人们对自己的身体和外观感到不满意，这样就可以购买他们的产品。"胖瘦话题"是没有意义的，体重秤上的数字仅仅代表数字，而这些数字根本不能定义你。体重秤只是一件工具。而你，永远不必为自己而道歉。

探索一下

列出对你造成最大负面影响的五个不健康的社会标准。然后，根据你所学到的，重新编写健康的标准。

例如：

不健康的标准：我应该有完美的模特身材。

健康的标准：模特并不是完美的，而我也不需要像他们那样。

轮到你了：

不健康的标准： _____

健康的标准： _____

不健康的标准： _____

健康的标准： _____

不健康的标准： _____

健康的标准： _____

不健康的标准： _____

健康的标准： _____

不健康的标准： _____

健康的标准： _____

继续探索

前面七项活动的重点是打破当今社会对年轻女性的不健康的标准。在下面空白处写下令你印象深刻的练习，以及在练习之后，你和原来有什么不一样。

_____

_____

_____

_____

_____

_____

_____

_____

_____

_____

_____

_____

第四部分

表达自我

活动 25 找到你的声音

你知道吗

你也有过这样的经历吧，有时候，你想说出自己的想法，但并没有表达出来。自此之后，那些没有说出口的话可能会在你的脑海中盘旋几个小时。有时候你会反复想几天，有时候甚至会反复想几周——你真的好希望当时能够表达出自己的想法。

许多人都有这样的经历：非常想要表达，但出于种种原因，最终并没有这样做。

> 几周前的一个周末，我和朋友去吃饭。我本来很开心，但是他们开始议论坐在我们附近的一个女孩，用一些很刻薄的话去描述她。他们拿她的头发、体重、正在吃的东西还有身上的衣服开玩笑。我尝试换个话题，但是一点用也没有。我真的很想让他们停下，但又担心他们会嫌我事多。于是我变得很沉默，导致朋友都来问我："你怎么了？"我便回答："我没怎么。"但其实，我很想和他们说："你们真的太没礼貌了！而且你们这样做，也会让我感到不开心。"现在，这件事已经过去两个星期了，我依旧对自己当时没说出那句话感到非常生气，同时也因为朋友那么刻薄而生他们的气。

> ——莱拉

> 我在脑海中反复回忆了许多我和别人聊天的片段，这个过程简直要把我逼疯了。我挑出了那些我本该说出口，但从未有勇气讲出来的话，反复回想。我总是担心自己的话听上去很愚蠢，也担心其他人觉得我太敏感、反应过度，

更担心其他人会取笑我。

——凯莉

　　我从来不表达自己的态度。我也不知道这究竟为什么。即使是一些鸡毛蒜皮的事，我也不表达自己的态度。比如当我的朋友问我要去哪里吃午饭时，我会说："随便。"这样做的后果就是我们去了一间我不喜欢的餐厅，然后我就生气了。大家都觉得我是个很安静的人，但其实我只是一直不把脑海中的话讲出来罢了。

——阿妮娅

　　表达自己的看法其实并不容易。当你的看法可能不受欢迎或可能被拒绝时，说出它便尤为困难。每个人表达自我的经历都会有所不同。找到你的声音并鼓足勇气在特定的场合下发声，可以让自己的自信得到极大的提升，也能改善自己在整体上对自我的认识。

探索一下

完成下列问题：

我想表达自己的看法，但并没有这样做的情境是：

_____ 。

我选择不表达的原因是：

_____ 。

我想说的话是：

_____ 。

我实际上说的是：

_____ 。

如果今天遇到同样的情况，我会说：

_____ 。

继续探索

　　你听说过"思想泡泡"吗？它一般在漫画里出现，看起来像云朵，代表了某人的想法。请你在下面的思想泡泡中列出你想告诉其他人，但没有说出口的话。比如："我需要你的帮助。""抱歉我说了那句话。""我不喜欢你这样和我说话。""跟你做朋友我真的很高兴。""我已经在这里工作三年了，我觉得我应该加薪。"写下想法后，试着练习大声说出其中的一些想法。去练习吧。你可以自己在镜子前练习或在散步时练习，也可以和信赖的朋友、大人聊聊天。找出所有你需要表达的话，并试着站在他人的角度考虑，思考在实际交谈时他人的感受会是什么样的。

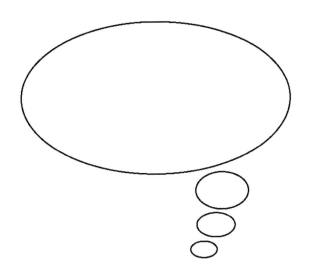

活动 26　学会接受称赞

你知道吗

许多女孩并不知道该如何接受真诚的称赞。事实上，很多女孩很容易无意识地把真诚的赞美变成对自己身体的批评。通过练习，你可以学会如何自如地接受称赞。你甚至可以享受称赞带来的美好感受。

你是否在别人称赞你之后，忍不住立刻去反驳她的每一句话？或者你是否觉得别人称赞你的时候你也需要立刻赞美对方，用这种方法来拒绝被称赞？真心接受赞美有时候会很难，尤其是当你并不相信对方的话的时候。

　　阿比："我太喜欢你的衣服了！你看起来好时尚啊！"

　　埃米莉："有吗？这衣服让我看起来像头奶牛。今天早上，我试了一百件衣服，每一件看起来都很糟糕。但是，你看起来一如既往的超级可爱啊。"

　　阿比："额！我今天怎么也找不到一件干净的衣服。我身上可能有很大的味道，我猜今天没有一个人愿意靠近我。"

　　埃米莉："你疯了吧。我看起来比你糟多了。"

或者看看这个例子：

　　达妮："你今天的演讲真的很不错！"

　　玛丽亚："你讲得要好得多，谁都比我做得好。我做演讲听起来像个白痴，而且我满头大汗，脸上全是斑。"

　　达妮："怎么会，你是认真的吗？你明明很厉害啊。我的才不好，我的演讲很可能不及格。"

　　接受另一个人的赞美也许很难，其中的缘由有很多：你可能不相信自己值得被赞美；或者，对于你来说，接受赞美意味着在别人眼里你在自吹自擂。让我们看看玛丽亚在达妮称赞她的演讲时做了什么吧：她立即抨击自己，而且指出那些压根儿没有人会注意到的细节。现在从这个角度想想看：你拒绝赞美本身可能会对于赞美你的人来说是个冒犯。回应赞美的最好方法，就是简单地说声谢谢。

探索一下

　　当有人赞美你或认可你时，你只要说声"谢谢"就好。你不必恭维对方以作回报，因为你的恭维听起来可能有点牵强，而且并不真诚。另外，当你得到赞美后，不要小瞧自己，也不要卑躬屈膝。以下是一些典型且常见的赞美。现在动用你刚刚学到的技巧吧，写下你要如何回应。这是目前为止最简单的活动了：你只需要写下"谢谢你"。接下来，当有人夸赞你时，你只需要回答"谢谢"就可以了。不需要解释，也不要赞美对方，只需回应"谢谢你""谢谢""谢啦"。这是不是听起来非常简单？你能做到的！

例如：
称赞：恭喜您通过了驾驶证考试。
回复：谢谢。

轮到你了：
称赞：你的发型看起来棒极了！

回复：_____

称赞：我听说你得到了这份工作，恭喜啊！

回复：_____

称赞：这是新裙子吗？你穿这个颜色真是太好看了！

回复：_____

称赞：这件事你处理得太好了，要是我就会很生气。

回复：_____

称赞：今天的比赛很棒！

回复：_____

继续探索

　　刚刚我们已经练习了接受称赞，那么现在，该练习称赞他人了。具体来说，称赞别人外貌之外的优点很重要。在下方列出至少五条可以给予他人的与外貌无关的称赞。如果需要，你也可以列出更多条。挑战自己，给予他人应得的与外貌无关的赞美吧。

例如：
"你考得太好了，我就知道你那么努力地准备，一定不会有问题！"
"你邀请她和我们坐在一起的这个行为太酷了。"

轮到你了：

1. _____

2. _____

3. _____

4. _____

5. _____

活动 27 设立健康的界限

你知道吗

个人界限是完全基于你自己的想法和感受建立起来的，它要求你把自己的需求与其他人的需求区分开来。设立界限并不容易（例如，说"不"或"设置底线"），但成功设立界限会让你感到相当自由。当你能够去设定健康的界限，这就意味着你开始重视自己，或者说，重视整体的自我。

俗话说："女性是一切美好事物的化身。"许多女孩从小就被教导要彬彬有礼、要友善，这往往会让她们殚精竭虑地去取悦所有人。这可能意味着，哪怕你有时候真的很想拒绝他人，你也会说"好吧"；也可能意味着，你想让别人停止那些你觉得很糟糕的行为或很糟糕的影响的时候，你也不敢说"不"，只是默默忍受了。设定健康的界限意味着要站出来为自己说话，并且为自己的友谊和人际关系建立自己个人的规则。想要设立健康的界限，可能出现以下的阻碍：

- 觉得自己不值得。
- 认为让别人开心是自己的责任。
- 对自己拒绝对方或设立健康界限后他人的反应而担忧。
- 尝试在某个群体中获得归属感。
- 过度自我关注，很在意别人对自己的看法。

阻碍我们设立健康界限的另一个障碍是担心设定界限后，其他人会怎样反应，尤其是他们已经习惯你的退让的时候。当我们设立界限后，他人可能会：

- 尽可能忽略你感受的重要性："你这样做完全是因为你太敏感了，你的反应太过了吧。"
- 试着让你感到内疚："我觉得你不在乎我。"
- 用友谊绑架、威胁你："那行，你别和我们一起去。我们以后也再不会邀请你了。"
- 在社交媒体上发照片或消息以让你嫉妒："今晚是我们度过的有史以来最美好的夜晚！某人没和我们一起来，让她后悔去吧。"

无论其他人怎么想，也无论他人如何对待你保持界限的行为，界限对于生活的方方面面都非常重要。它让你专心于自己想要的，而不会被别人对你的期望所干扰。学习设立界限的第一步，通常是对你不想做的事情说"不"。

探索一下

以下是一些难以拒绝的情景。如果你遇到这种情景，你可能会感到很纠结，也可能会担心如果自己拒绝了对方，对方会生气。试着读一读下列每种情景，并练习说出"不"。在写下自己的应对方式时，要试着坚定，不要给自己找太多借口，要说到做到。

例如：

情境： 你的朋友在聚会，而你不想去。那里有一些你不在乎的人，你宁愿在家里好好休息一下。你的朋友一直求你去，说她必须有你陪着，要不然聚会就一点儿意思也没有了。她和你说你们两个可以一起早点走，在那里待一会儿就好，但你知道这不过是她求你去的说辞。

拒绝： "感谢你的邀请，但我今晚要留在家里。也许下次我会去的。"

轮到你了：

情境： 你的朋友想拍一段你们的搞笑视频，然后传到网上。你想一起做搞笑动作，也觉得很好玩，但你不希望这段视频出现在网上。另外，你了解你的父母，如果他们知道了会很生气的。

拒绝：_____

情境： 你的朋友要一起去看一部你不感兴趣的电影，他们一直拜托你和他们一起去看。但你有很多作业要做，而且你觉得自己并没有看电影的心情。

拒绝：_____

情境： 你妹妹想要借那件你自己几乎没怎么穿过的新衬衫。可是上次她从你这里借走的东西被她弄坏了，她还承诺会还你一个新的。但几个月过去了，她却再也没有提起这件事情。

拒绝：_____

继续探索

回答下列问题：

以上哪个情境对于你来说最难拒绝？为什么它对你来说这么难？

_____

还有其他的情境吗？你本来想说"不"，但却说了"好"的？

_____

你最难拒绝哪个人呢?

拒绝一些自己不想做的事情会带来怎样的好处呢?

活动 28 自信与自负

你知道吗

　　女孩通常被教导（或被要求）不要谈论她们的优点和成就。当你藏起了自己的优点和成就时，会导致你对身体感到羞耻。其实，为自己的成就感到自豪并不是自负，而是自信。

　　自信意味着你信赖自己，也相信自己的能力。大多数情况下，你都会为自己的成就感到自豪。而当你自负时，你对自己或自己的能力有一种夸大的看法，你会不停地吹嘘自己。事实上，自负的人往往缺乏安全感，觉得需要通过谈论自己来获得赞美。对自己的身体、外貌和成就充满自信会吸引他人，但是自负却会让他人想要离我们远一点。

自　信	自　负
"我今天看起来太美啦！"	"我比这里的其他人都好看太多了！"
"我这次考得太好了！"	"我拿到了班里的最高分，我比其他人都聪明！"
"我的新发型真不错！"	"我的发质也太好了！我的造型师告诉我，我的发质是他做过造型的头发中最好的！"

　　看到这两个词语的不同了吗？许多女生并不愿分享她们引以为豪的事情，有时候这是出于害怕别人会认为自己自负。但其实自信和自负间存在巨大的鸿沟。和别人分

享对你而言重要的事情，尤其是和对你而言很重要的人进行分享，会增加你的自信，并可以让别人看到真实的你。

探索一下

读一读下面的故事，然后圈出它是属于自信还是自负。

1. 虽然杰茜卡只被几个人邀请参加舞会，但她表现得好像学校里的每个男生都邀请过她一样。她不停地谈论自己被邀请的事，哪怕知道自己最好的朋友没有收到任何人的邀请。

               自信   自负

2. 上周末，莉莉在与一支非常强悍的足球队的对阵中踢进了制胜球。当朋友问她比赛打得怎么样的时候，她告诉他们自己踢进了制胜一球，并为此感到特别高兴。

               自信   自负

3. 卡罗琳申请的所有顶尖大学都给了她录取信。她给所有亲密的朋友发短信，邀请他们与自己的家人共进晚餐，一起庆祝。

               自信   自负

4. 丹妮娅一直谈论她的家庭有多富有，也会经常谈起自己马上要买的车是什么样的，还会经常夸耀她比其他人漂亮得多。

               自信   自负

答案：1. 自负　2. 自信　3. 自信　4. 自负

继续探索

请如实回答下列问题：

你擅长什么？

_____

你为自己的什么而感到骄傲？

_____

你藏起来的最大优点是什么？

_____

你身上有什么特点是希望别人了解的吗？

_____

你觉得可以通过哪些方式把自己的自豪之处介绍给大家？

_____

你觉得可以通过哪些方式把自己的自豪之处展现给大家？

_____

活动 29　识别情绪的诱因

你知道吗

诱因是指导致一件事发生的原因。情绪诱因就好比枪的扳机，可以触发你情绪的爆炸。情绪诱因可能来自他人，也可能是你看到、听到、闻到、触碰到甚至尝到的东西。

提到身体意象，有太多事物可以轻易地扣动你的情绪扳机，让你对自己和自己的身体感觉非常糟糕。

- "我去了一个聚会，有个女孩称赞了除我之外的所有人。我对自己的外形感觉太糟糕了，我好想大哭一场。剩下的聚会时间对我来说都是折磨。"
- "昨天吃午饭的时候，每个人都开始比较大腿的间距谁更小。我感觉特别不自在，对自己感觉特别糟糕。他们可能觉得我简直胖得像条鲸鱼吧。"
- "每个人都把自己的照片发到朋友圈、微博里，她们看起来都好完美、好快乐。而我总是感觉不合群，我觉得自己丑得不行。"

关于身体意象的诱因是因人而异的。这就意味着让你爆炸的点也许不会让另一个人爆炸。有许多情境都可能成为诱因，但让人欣慰的是，你可以控制自己的应对方式。识别自己的情绪诱因可以帮你学会如何应对想法、感受和对应的行为。

探索一下

读一读下面的片段，想象这些事情发生在你的身上，找到每种情境中对应的情绪诱因到底是什么，也试着挖掘一下其中的感受。接下来，写出解决方案去避免或应对这样的情绪诱因。

例如：
"每当我读时尚杂志时，我都觉得自己又土又肥，觉得自己需要新的化妆品和新的衣服。"

情绪诱因：读时尚杂志

感受：又土又肥

解决办法：不要读时尚杂志，如果一定要读的话，可以提前做一些准备和应对。例如，先告诉自己"这样的女孩在现实中并不存在。"

轮到你了：
"我们住在离海滩很近的地方，所以夏天的时候，经常去海边一起玩。当我们邀请男孩子的时候，他们总是评论女孩子的身材。这让我非常紧张，一直关注自己。我从来不敢走到他们跟前。"

情绪诱因：_____

感受：_____

解决办法：_____

"每个假期，所有人都会夸赞我的姐姐有多漂亮、多骨感。我不会和她一样穿漂亮的衣服，而且我的头发又短又尖。他们就认为我很奇怪。所以对比之下，我总是感觉自己要么像个小透明，要么一直被人评判。"

情绪诱因：_____

感受：_____

解决办法：_____

"我最好的朋友是一个自拍狂魔，而且总是会把自拍发到网上。当我们在一起时（我们似乎总是如此），她从来都不会放下手机。这真的很让人讨厌。她在社交媒体上比我活跃多了，每个人都在下面评论她有多漂亮，但从不提及我。和她待在一起的时候，我总是觉得自己很丑、很恶心、很糟糕，我好希望她别再拍照了。"

情绪诱因：_____

感受：_____

解决办法：_____

继续探索

请回忆一下你感觉还不错，但突然间，一件事情刺激到了你，让你感觉非常糟糕的情境。在下面写出最容易刺激到你的前三个诱因（可以根据需要列出更多的诱因），并写出事件发生之前和之后的感觉，以及如何有效地应对这个事件。这样一来，当一件事刺激到你时，请记住在它发生之前自己的感受。记得你依然还是事发前的自己。

例如：

诱发情境：妈妈问我是不是长胖了。

在此之前我的感受如何：我的情绪很好，正在去朋友家看电影的路上。

在此之后我的感受如何：我感觉糟透了，我换了衣服，整个晚上都很难过。这件事让我在朋友家什么都吃不下，满脑子想的都是"我太胖了"。

未来我可以使用的应对方式：我可以如实告诉妈妈，她的评判是如何让我感到非常难过的，并且与她设立健康的界限，也就是不要谈论我的体重。

轮到你了：

诱发情境：_____

在此之前我的感受如何：_____

在此之后我的感受如何：_____

未来我可以使用的应对方式：_____

诱发情境：_____

在此之前我的感受如何：_____

在此之后我的感受如何：_____

未来我可以使用的应对方式：_____

诱发情境：_____

在此之前我的感受如何：_____

在此之后我的感受如何：_____

未来我可以使用的应对方式：_____

活动 30 "我很好"

你知道吗

"我很好"这句话可以有很多不同的意思。但在生活中，"我很好"几乎从来都不意味着"我很好"。当你说"我很好"时，你其实在表达什么呢？很多女孩仅仅出于习惯去回答"我很好"。也许你也问过自己的朋友，她今天过得怎么样，然后会听到她回答："我很好啊。"有的时候，可能你非常疲惫，可能刚刚度过了最糟糕的周末，这时候如果有人问起："你怎么了？"你通常可能也会回答："没什么，我很好。"

有时候，你可能确实很好。但在其他时候，"我很好"其实意味着：

- "我不想聊天。"
- "你可能需要猜一百万次、问一百万次。但我可能还是不会告诉你。不过我还是期待着你继续问下去。"
- "我不好，但我会告诉你我很好，不过如果得到这个答案后你不再继续关心我，我会非常沮丧。"
- "我很难过，但不知道该如何寻求帮助。"
- "我很受伤，但不知道该如何告诉你。"
- "我真的很生你的气。但我害怕如果我告诉你，你就会对我生气，我最终也会为此道歉。"
- "不要再问我问题了。"

你可以找到"我很好"背后许多真正的含义。所以用"很好"这个词，会让你无法准确识别、命名自己的情绪。接下来，我们假设你过得不好，但你不想谈论它（如果你真的不想谈，这也没有问题）。

> 布鲁克林："怎么了？"
> 苔丝："我最近遇上了很多事，但现在真的不想聊它们……不过，还是谢谢你的关心。"

或者，你确实想聊聊这件事：

> 布鲁克林："怎么了？"
> 苔丝："我最近遇上了很多事。我们可以稍后聊一聊吗？我想听听你的看法。"

这样的表达需要耐心地练习，并要勇于面对自身的脆弱，当然，你还需要一些时间，才能将"很好"从你的词典中拿出来。但从长远来看，这样做是值得的。

探索一下

你所说的"我很好"，通常意味着什么？回想每次有人问你过得怎么样，你回答"很好"时，自己其实想说什么。或者，当有人问你是不是出了什么事，你回答"没什么，我很好"，但事实上你一点儿也不好时，你其实想说什么。把你真正想说的写下来，你也可以用喜欢的颜色去写。请你在下面的方框中，写下你所说的"好"的真正含义。

"我很好"意味着：

继续探索

试着在一周内挑战自己不用"很好"这个词来描述感受。相反,试着表达自己的真实感受。即使你确实过得很好,也可以选择"很好"之外的另一个词来表达(如果你想不出,请参考本书开头的感受列表)。如果挑战失败,你可以继续尝试,直到成功完成挑战。挑战一周的目标实现后,再试试下一周。这样尝试下去,直到"很好"这个词从你的词典中消失。接着,试着表达自己,让别人知道你的真实感受。

活动 31 "肢体语言"

你知道吗

你知道人类其实主要通过非语言方式交流吗？其实，你的肢体语言也在有力地传达信息。无须开口，你就可以表达出许多你对自己的感受，以及你对自己身体的感受。

人类的肢体语言是一种不可思议的交流方式，不过有时人们会混淆肢体语言与面部表情。但其实它们也有区别：肢体语言涉及整个身体，也就是说肢体语言是从头到脚的，而面部表情显然只涉及脸部。肢体语言之所以有如此强大的力量，是因为它可以改变其他人对你的看法，无论是积极的还是消极的。除此之外，它还会影响你对自己的看法。

> 一想到我的身体，我就感觉特别不舒服，我知道别人也能感觉到我很不舒服。我穿非常宽松的衣服，也非常讨厌出现在他人面前，我坐着的时候无精打采，而且对其他人也总是爱答不理。有时我会因为这种不舒服而拨弄头发或玩弄耳环。人们总是问我："你怎么了？你是不是生气了？"我并不希望让他们觉得我没礼貌，也不想要一直是这种看起来不舒服的状态，我只是过度关注自己而已。
>
> ——凯蒂

凯蒂的例子非常明确地解释了肢体语言是如何影响一个人的想法的。一方面，她对自己身体的感受会影响其他人对她的看法，另一方面，她担心自己看起来对他人爱答不理。如果凯蒂尝试去穿更修身的衣服，坐下的时候试着不要无精打采，或者在别人和她说话时不要坐立不安，会发生什么呢？如果她看起来更平易近人，又会发生什么呢？你认为会有更多人喜欢她吗？肢体语言能够极大地影响你对身体的感受，你对身体的感受也会影响你的肢体语言。

探索一下

列出你认为可以表现出自信的不同的肢体语言。例如：坐直、微笑、与正在交谈的人保持眼神交流。

轮到你了：

_____

_____

接下来，列出你认为可能会让他人觉得自己很不自在的不同肢体语言。例如：懒懒散散、显得不开心、避免眼神接触。

轮到你了：

_____

_____

在以上两类肢体语言中，你觉得最主要的不同在哪里？

_____

_____

请你列出过去自己呈现出以上肢体语言的时刻或情境？

_____

_____

你认为自己的肢体语言如何影响你对自己身体的感受？

_____

_____

继续探索

在下面的表格中，列出你想要改善的肢体语言。在每一项旁边，写下解决办法以阻止这个行为。行为的改变需要时间，所以对自己要有耐心。不断尝试、练习，直到达到改变相应肢体语言的目标。

肢体语言	解决办法
我总是拨弄我的头发	让我的手一直垂着，不要抱着手臂

活动 32 使用自己的声音

你知道吗

　　话语是一个强大的工具。表达出自己的想法和意见可以帮助提升自信，也有助于改善你对自己身体的看法。第四部分涵盖了很多内容：你学了如何识别自己情绪的诱因，练习表达自我并设定健康的界限，也了解了肢体语言如何影响自己对身体的感受，以及我们对身体的感受是如何影响自己的肢体语言的。需要消化的内容很多，真正掌握这些技能也没那么容易。

　　接下来你要知道，哪怕有的时候自己的观点并不被大多数人所认同，但表达出来后，你会有被倾听的感觉。有时，你的观点真的很想从嘴里冲出来，但你总有把它拉回来的办法。总会有一些特殊的时刻，你可能会颤抖着说出一些难以启齿的话；但你会发现，当你表达出来，自己会感到非常轻松，心情好多了。

　　勇于表达自我有很多好处。比如，因为你敢于告诉别人想去哪家餐厅，你就可以去你想去的餐厅吃饭了。又比如，因为你敢于问老师问题，所以取得了更好的成绩。再比如，当你试着去接受赞美，而不是否定它时，你会感到非常自豪。表达自我会让你更喜欢自己，也更喜欢自己的身体，而这份喜欢也是你应得的。

探索一下

想一想你在第四部分所学到的，然后试着写下你想告诉别人的五件事。你可以回顾第四部分的第一个活动，可以参考思想泡泡中你所写下的内容，当然，也有可能到现在，你思想泡泡中的内容与之前已经不同了。你想表达的内容可能是一些简单的事，例如，"妈妈，我想让你教我怎么做有外婆独特味道的千层饼。"也有可能，你想要表达的内容是极难说出口的，例如，"我想和你断绝关系。"还有可能，你想表达的与自己的身体有关，例如，"我希望你在我吃饭的时候不要评判我的体重。"另外，你想说的话还可能与你的想法有关，例如，"你能再解释一下我们的作业吗？我还不理解你的意思。"所以，无论你想要说什么，把它写下来，记下你想要对谁说，在哪里说，什么时候说。接着是最后一步，就是勇敢地说出来。

我想要说的是：_____

我想要对谁说：_____

我什么时候说：_____

我想要说的是：_____

我想要对谁说：_____

我什么时候说：_____

我想要说的是：_____

我想要对谁说：_____

我什么时候说：_____

我想要说的是：_____

我想要对谁说：_____

我什么时候说：_____

我想要说的是：_____

我想要对谁说：_____

我什么时候说：_____

　　以上七项练习主要强调表达自我的力量。在下方空白处请尽可能多地写下你对已经完成的练习的想法、期待、担心和反思。对你来说，什么比较容易？什么比较难？你学到了什么？你最需要努力改善的是什么？你要如何改善？你希望他人知道什么？你要如何告诉他们？以下空白处可以容纳你的任何记录，它是属于你的空间。

_____

_____

_____

_____

_____

_____

_____

第五部分

继续前行

活动 33　伴随健康身体意象的生活

你知道吗

你能想象如果拥有健康的身体意象，你的生活会是什么样子吗？希望做完这些练习，会对你有帮助。健康的身体意象并不意味着每天都对自己的身体感到欣喜若狂；它只是意味着一种平衡的状态，大多数时候，你都喜欢自己的身体。也许你甚至会爱上自己的身体。

如果没有身体意象的困扰，你觉得生活会是什么样子？

"我不会担心别人怎么看我。"

"我想穿什么就穿什么。"

"我可以像过去一样游泳、玩耍。"

"我不会再和我看到的每个人做比较。"

"化浓妆我也不会感到有压力。"

"我觉得自己很好。"

这些都是很好的论点。除了经常担心你的身体，你还有更多的事情可以去做。

探索一下

花点时间想一下这个问题：如果明天早上醒来，你的身体意象问题神奇地消失了，你的生活会是什么样子？会有什么不同？你怎么知道生活有所不同呢？你会有什么感觉？你会怎么想？哪些行为会改变？请在下面自由地写下你的答案。

_____

_____

_____

_____

_____

_____

_____

_____

_____

继续探索

根据你对上述回答的反应，选择两件你真正想做的并且你知道自己可以做的事。如果你愿意，当然可以选择更多，但至少要从两件事开始。考虑一下这两件事的好处和坏处，以及你需要采取的步骤。

例如：

希望消灭的身体意象问题：相信自己哪里都不好看。

好处：我不会每天早上花一小时化妆。我不会总是穿超大、宽松的衣服（除非是我自己想要这样），我也不会整天担心自己看起来怎么样。

坏处：我想不出来。因为要花很长时间去准备，我需要早起还总是迟到，我讨厌这一点。

达到目标的步骤：看看我都有什么衣服，扔掉全身镜，对自己说一些积极的话。也许我也可以在前一天晚上挑选好衣服，并向自己承诺第二天会穿上它们。

轮到你了：

希望消灭的身体意象问题：＿＿＿＿＿＿＿＿＿＿＿＿＿＿＿＿＿＿＿＿＿

好处：＿＿＿＿＿＿＿＿＿＿＿＿＿＿＿＿＿＿＿＿＿＿＿＿＿＿＿＿＿

坏处：＿＿＿＿＿＿＿＿＿＿＿＿＿＿＿＿＿＿＿＿＿＿＿＿＿＿＿＿＿

达到目标的步骤：＿＿＿＿＿＿＿＿＿＿＿＿＿＿＿＿＿＿＿＿＿＿＿＿

希望消灭的身体意象问题：＿＿＿＿＿＿＿＿＿＿＿＿＿＿＿＿＿＿＿＿＿

好处：＿＿＿＿＿＿＿＿＿＿＿＿＿＿＿＿＿＿＿＿＿＿＿＿＿＿＿＿＿

坏处：＿＿＿＿＿＿＿＿＿＿＿＿＿＿＿＿＿＿＿＿＿＿＿＿＿＿＿＿＿

达到目标的步骤：＿＿＿＿＿＿＿＿＿＿＿＿＿＿＿＿＿＿＿＿＿＿＿＿

活动 34　善待你的身体

你知道吗

当你善待自己的身体，你就会对它更加善良和尊重。善待自己的身体并不取决于别人怎么看你、你的成绩、你有多少朋友甚至你的身体长什么样。善待自己的身体是无条件地接纳自己的身体。

> 一想到要善待自己的身体，就觉得很奇怪。我已经习惯了不自觉地去讨厌它，挑剔自己的缺点。我看起来跟杂志里的女孩一点都不像，我也不能像我的朋友那样得到所有的关注，我感觉自己的外貌也不好看。我花了很多时间对自己说一些残忍的话。也许这就是问题所在？
>
> ——金杰

你对自己越友善，你的身体意象就会越健康。这是真的，在这本书中，你已经做了大量的工作来取代消极的想法，并学会对自己的身体少做评判。现在，让我们努力培养对身体的持续的善意。

探索一下

阅读下面的提示，针对每一条写下你在现实生活中遇到的例子。在每个例子的下方，写下如果你善待自己的身体，你将如何反思。

例如：

某次我评判自己身体的时候：如果我脸上没有这个巨大而可怕的伤疤，我会有更多的朋友。

善待身体时的反思：我的伤疤讲述了一个故事，它是我的一部分，与我有多少朋友无关。另外，如果有人因此而对我评头论足，那他可能不是我想要交朋友的对象。

轮到你了：

某次我评判自己身体的时候： _____

善待身体时的反思： _____

某次别人评判我身体的时候： _____

善待身体时的反思： _____

某次我把不顺心归咎于身体的时候： _____

善待身体时的反思： _____

某次我不尊重身体的时候： _____

善待身体时的反思： _____

某次我感觉我被身体辜负了的时候： _____

善待身体时的反思： _____

继续探索

·

善待身体，一部分就是让自己休息一下。想想你想做的事情，给自己写一张个人权限卡去做这些事。然后，真正地去做这件事。

例如：
我想在合理的时间睡觉，而不是熬夜，做作业到凌晨两点。
我想顶着凌乱的头发去上学。
老板再次让我在星期五最后一个下班的时候，我想说"不"。

轮到你了：

个人权限卡

我允许自己

_____

_____

_____

_____

_____

_____

_____

活动 35　精神高于物质

你知道吗

　　称赞是一种积极的鼓励。它温柔地提醒你，你是值得的，一切都会好起来的，即使是在你自己认为这不可能的时候。

　　称赞支持着你的身体、情感和精神健康，并增强身体自信。它为你提供了一种独特的方式，来提醒你看到自己的优点，并引导、修整你的思想，使之朝着更积极的方向发展。

　　在我上中学的时候，我们学校的辅导员经常把写有称赞的纸条装在罐子里。她会在走廊里分发这些纸条。我假装对纸条无所谓，但她总是会给我一张。我把它们都塞进背包，然后偷偷地看。不知不觉，我的床头柜抽屉里装满了这些称赞的纸条！我现在还留着这些纸条。有时候我心情不好，就会把整个抽屉的纸条都倒出来读一读。它们很好地提醒了我去关注生活中美好的事物。

——吉安娜

　　创造属于你自己的称赞能让你放下无关紧要的小事，专注于对你来说重要和有价值的事情。

探索一下

有很多方法可以用于写称赞的语句。你可以在一张普通的纸上列一份清单，然后把它们剪下来。你可以用花哨的字体把它们打印出来。你也可以使用索引卡并涂色。或者，你可以把报纸或杂志上的文字拼凑起来。如果你在脑海中想不出称赞是什么样的，可以上网搜索"称赞卡"来激发创造力。一些称赞的例子是："我是有价值的。""我是可爱的。""我相信我可以。""我已经足够好了。""我知道如何保持冷静。这很快就会结束。""我喜欢尝试新事物。"一些称赞式的开场白是："我是……""我喜欢……""我爱……""我掌管……""我创造了……""我有……""我接受……""我可以……""我相信……"等。

使用下面的空行来为你的称赞打草稿。写至少15条。当你写完时，把它们转誊到你选择的任何介质上，然后把它们剪下来。你要在下一步的探索中把它们放在一个特别的地方。

1. _____

2. _____

3. _____

4. _____

5. _____

6. _____

7. _____

8. _____

9. _____

10. _____

11. _____

12. _____

13. _____

14. _____

15. _____

继续探索

　　把你的称赞用一个"积极想法的盒子"保存下来吧。首先，你需要一个可以装饰的盒子。你可以用鞋盒、纸巾盒或一个小信箱。接下来，找一些东西来装饰盒子：胶水、剪刀、胶带、文具、织物样品、丝带、贴纸、杂志、旧照片，甚至油漆——任何你喜欢的手工材料。你可以按照最适合自己的方式设计盒子，它是你自己的盒子。当完成的时候，将所有的称赞放在里面，并将盒子放在一个特殊的地方。经常用这些称赞来提醒自己积极思考的力量。

活动 36 和他人保持联结

你知道吗

科技与生活息息相关，以至于我们很容易忽视现实生活中的支持。与人实时互动可以促进彼此的联系，感受一下"无论发生什么都有人真正支持你"是什么感觉。

想想看以下的情况：当你感到很厌烦的时候，拿起手机给朋友发短信有多简单？但是发短信并不能传达你的真实感受，也没有传递你真实的声音。这和互联网一样：没有真实的声音。网上交流并不是一件坏事；但是，有可以当面交谈的人是更重要的。当面与别人交谈会让你觉得自己与他人有联结，也会让你觉得自己被倾听、理解和关心。

有时，当事情很棘手的时候，你可能会觉得身边没有人陪伴。在这些时候，去辨别生活中有哪些人是自己可以无条件依靠的。不是只有当你处于某种危机中时才去联系别人。那些无条件支持你的人会在你身边，不管你是欣喜若狂还是伤心欲绝，又或者介于两者之间。他们是不管发生什么，都会关心你、爱你的人。最重要的是，他们能让你在他们身边做你自己。

探索一下

在下面的横线上列出你可以依靠的人。他们会在你身边，无论你是需要发泄，或者需要解决关于朋友的问题，还是有重大危机，他们都是你可以联系和依靠的人。他们也会在你经历美妙的事情时与你击掌或开心地拥抱你。如果你在以下某个类别中留有空白也没关系，如果你觉得自己只有一个人可以信任和依靠，那也没关系。它不在乎数量，而在乎质量。

家庭成员：_____

真正的好朋友：_____

社区人士（教练、宗教人员、教师、咨询师等）：_____

_____

其他：_____

继续探索

现在，利用你在上面列出的清单，找出最适合帮助你满足特殊需求的人。你最好的朋友可能是一个很好的倾听者，但她可能不是能给你诚实建议的正确人选。下面，请在每个提示中写上你可以依赖的人的名字。你可能有一个无论在哪种情景下都可以去找的人，或者你可能有不同的人来满足不同的需求。

可以跟我谈谈的人：

当我感到难过的时候：_____

当我刚刚获奖的时候：_____

当我需要发泄的时候：_____

当我要说很艰难的话的时候：_____

当我需要有人对我说实话的时候：_____

当我没有安全感的时候：_____

当我不相信自己的时候：_____

当我感到害怕的时候：_____

当我需要笑的时候：_____

当我需要哭的时候：_____

当我需要暂时脱离现实的时候：_____

当我需要建议的时候：_____

当我需要有人倾听的时候：_____

当我需要有人理解我的时候：_____

当我遇到紧急情况需要人帮助时：_____ · _____

当我需要有人陪伴的时候：_____

还有什么？还有谁？_____

下次当你发现自己需要别人倾听的时候，参考列表，寻求你需要的支持。此外，列表是可以更改的，你可以添加和删除人选，因为这是你自己的列表！

活动 37　感激

你知道吗

感激意味着感恩，对你所拥有的表示感谢。它关注积极的一面，而不是消极的。感激是意识到什么让你微笑，什么让你茁壮成长，以及生活中所有你要感谢的事情。

感激和健康的身体意象是息息相关的。你已经完成了很多活动来帮助自己了解身体的美丽，而不只是它看起来怎么样。简单的感激行为可以帮助你后退一步，看到生活中你所有进行很顺利的事情。你可以对以前感到理所应当的事情表示感激，比如温暖的床和干净的衣服，或者可以对自然、你所拥有的东西或生活中重要的人心存感激。

有一天我从学校回到家，需要马上换衣服去参加田径训练。我找不到想穿的那件衣服，就在楼下冲着我妈大喊，问她衣服在哪儿。结果她正在洗那件衣服。我瞬间变得很生气，对她大喊大叫，表现得很不耐烦。我随手抓起一件衬衫，冲出了房子。当我训练的时候，我对刚刚冲着妈妈大喊大叫感到很内疚。她在洗衣服前又不能预知我想穿哪件衬衫。当我回家的时候，我道歉了，但她仍然对我很沮丧——不是生气，是沮丧。我感觉很糟，但我知道不是她的错。我开始思考她为我做的所有事情，并给她写了一封道歉信。从那以后，我对她为我做的所有小事都非常感激。我觉得自己变得更好了。自那以后我们再也没吵过架。正是这个巧合让我意识到我有很多值得感激的东西。

——玛雅

感激是没有界限的，也没有规则。每个人都拥有感激；只是你需要去意识到它。

探索一下

你需要一些空白的纸和写字的笔。如果你愿意，可以用彩色笔或从杂志和报纸上剪下来的文字。列出100件你感激的事情。是的，100件。乍一看，这似乎令人害怕，但一旦开始，它就会变得容易。这里有一些可以帮助你开始的例子：

我感激：我的家人、我的朋友、咖啡、寒冷的夜晚、自行车、图书、互联网、安全的饮用水、我的健康和我所受的教育。

现在，准备好你的纸张还有材料，开始吧！当你完成时，回答以下的问题：

1. 写下三样你在完成探索时想到的东西。

_____

_____

_____

2. 你最感激的是什么？为什么？

_____

_____

_____

3. 生活中有哪些方式可以让你继续表达感激之情呢?

_____

_____

_____

继续探索

　　创建一份照片日志，记录你感激的事情。这可能需要一些时间，所以如果不能一次性完成，也不要担心。拿起你的相机或手机，试着给清单上的每一件东西拍张照。如果你不能拍一张它的照片，那就拍一张能让你想起它的照片。当你完成后，把它们都整理在一个文件夹里。你可以把它们贴在社交网站上，做成拼图，或者只是把它们放在一个特别的地方，以让你想起所有自己需要感谢的东西。

活动 38　让你的身体动起来

你知道吗

体育锻炼有各种各样积极的好处，而这些好处与改变体重无关。定期参加体育活动可以减轻压力、有助于睡眠、促进骨骼健康、增强力量、改善整体情绪，是一种很好的增强身体意象的方法。

无论你是运动员还是很讨厌运动的人，你可能都知道进行体育活动是很重要的。需要注意的是，有太多令人困惑的信息告诉你"应该"做什么，运动以后你"应该"看起来怎样。有太多荒谬的社会标准说你必须锻炼以燃烧卡路里、减肥、为比基尼季节做好准备。但这些标准是无法达到的，也曲解了锻炼身体的主要目的。

本活动的重点是找到让你感觉良好的运动方法。运动不仅仅关乎你的体重或体形。体育活动在大多数情况下应该是令人愉快的。你不需要花哨的健身房或温暖的气候来运动你的身体。你只需要积极的态度和动机，去寻找让你对自己的思想、身体和精神感觉良好的东西。运动是很有趣的。

探索一下

看看这张巨大的锻炼方式清单，圈出你目前正在做的、你喜欢做的或你只是想简单尝试的任何活动。

有氧运动	钓鱼	长曲棍球	足球
羽毛球	橄榄球	举重	垒球和棒球
篮球	飞盘	武术	伸展运动
保龄球	高尔夫球	普拉提	冲浪
拳击/跆拳道	体操	在操场上玩耍	游泳
划艇	徒步	壁球	网球
啦啦队	旅行	攀岩	需要你积极参与的 电子游戏
童年游戏（追逐游戏、跳房子、捉迷藏）	曲棍球 骑马	划船 跑步	排球
骑自行车	慢跑	滑板	散步
跳舞	跳绳	滑冰（旱冰或冰）	瑜伽
潜水	蹦床	滑雪/滑板滑雪	尊巴
躲避球	皮艇	滑雪橇	其他_____

1. 检查你的清单。在你圈出的所有运动中，有什么是你愿意投入并且认为自己会喜欢的？

_____

2. 清单上的哪些运动是你一直想尝试，但由于某种原因而没有尝试的？

_____

3. 是什么阻止了你进行尝试？例如，你的身体意象、害怕别人会怎么想或怎么说或者运动能力。

_____

4. 你能做些什么来克服阻碍你的因素呢?

_____

如果你已经很积极运动或参加了一项有组织的运动，写下其他你想尝试的事情，这只是为了兴趣。

继续探索

尝试一些你在之前的探索中圈出来的运动，并全力以赴去尝试。记住，有时你需要一段时间才能发现自己喜欢什么，有时你的身体也需要一段时间来适应新事物。坚持下去。从记录你所做的事情开始，记录你的情绪和身体的感觉。

我尝试的活动： _____

之前的心情： _____

之后的心情： _____

之前的身体感觉： _____

之后的身体感觉： _____

我的总体经验是： _____

活动 39　创建自我关怀计划

你知道吗

当你继续向前时，回顾你所做的并且找到照顾自己和身体的方法是很重要的。简单地说，自我关怀就是有意识地以健康的方式照顾你的身体。这是预防。自我照顾也需要意识到自己的需求，并且把它们放在首位，去做最好的自己。

创建一个你马上就能实施的自我关怀计划是一种创造性的方式，让你能够对未来可能发生的身体意象问题产生掌控感。你必须确定自己还需要在哪些领域继续努力，你还需要哪些温和的提醒，以及当事情变得糟糕时你将如何保持积极的态度。自我关怀包括照顾你的思想、身体和精神。

这里有一个例子：

思想：为了让自己冷静下来，我喜欢听音乐、阅读，或者睡个长长的午觉。

身体：照顾我的身体意味着吃健康的食物、锻炼、关注我的身体能为自己做什么，而不仅仅是它看起来怎么样。

精神：对我来说，我的精神状态是"活在当下"。有时候我只需要深吸一口气，提醒自己一切都会好起来的。

自我关怀是你送给自己的礼物。倾听自己的愿望、需求和直觉。当你练习自我关怀时，你是在关心和尊重你的身体。

探索一下

花点时间思考一下，当你的思想、身体和精神上遇上困难时，你是如何应对的。在下面的圆圈中，列出你可以照顾自己和身体的方法。创建自我关怀计划可以提醒你去运用所有健康的应对技巧。

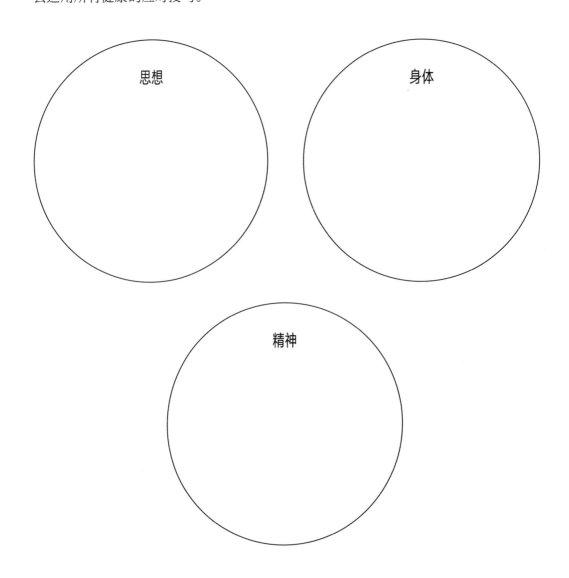

继续探索

　　运用你在本书中学到的技能，给未来的自己写一封信。首先，选择一个时间点：从现在起三个月、六个月、两年。你希望的任意时间都行。接下来，把健康的身体意象作为焦点，写下在你选择的时间框架内你的生活会是什么样的。你可以写下你的目标、自我关怀计划，或者得到的支持。你可以给自己一些建议，谈谈你完成书中练习的体验，或者说一些你想说的事情。当你写完后，把信放进信封里，并写下你打算打开它的日期。把它放在一个你不会忘记的安全的地方，在你选择的日期打开它。

活动 40　继续前行

你知道吗

恭喜你！你就快完成这本书的练习了！你可能已经到达了本书的终点，但你的旅程才刚刚开始。你可以一遍又一遍地做这本书里的活动，你继续前行的意愿将带你进入下一个阶段。这个世界充满了关于你应该是什么样子和不应该是什么样子的不健康信息，你每天都会被这些信息狂轰滥炸，但希望你已经学会了很多技巧去反击，学会了爱自己的身体发肤。记住：你对身体的感觉是一种选择。只有你可以做出选择，其他人不可以。你才是有这个权力的。

你已经学习了所有关于身体意象的知识，包括当今社会下的成长压力、媒体如何影响你，以及你对自己的感觉。你也学习了如何自信地使用你的声音，表达真实的自我，如何用爱和善良对待你的身体，它值得你全心全意地对待。那么，你会如何利用这些新的知识呢？你该如何表达你的需求？你会如何照顾你的身体？你将如何继续朝着积极的方向前进？选择权在你。

探索一下

想想你在与身体意象工作的过程中亲身参与的所有活动。在下一页，你将书写身体意象宣言。宣言是对意愿的声明，它的力量可以非常强大。你可以从浏览这本书的目录开始，并注意你所做的改变。你想记住什么？你需要提醒自己去做什么？你将如何继续前进？宣布至少十种用爱和尊重自己身体的方式。

例如：

我不会让自己或他人侮辱我的身体。

我会用营养丰富的食物来补充身体的能量。

轮到你了：

我的身体意象宣言

我 _____

我 _____

我 _____

我 _____

我 _____

我 _____

我 _____

我 _____

我 _____

我 _____

我 _____

我 _____

我 _____

继续探索

写日记是一种强有力的宣泄方式。它会带给你健康和安全的出口，来表达你的感受。当你写日记时，没有规则、没有评判、没有界限——你就是你。你可以在日记中写下任何你想写的东西：可以倾诉你脑海中的一切，可以写下你的梦想、希望、目标和计划，可以涂鸦、画画，或者也可以列清单——无穷无尽的清单！好的开始就是创造一些专属于你的东西。如果你能让它更个性化一些，就更有可能使用它。

首先，你需要一本日记本、杂志或报纸、记号笔、剪刀、你可以剪的旧书或照片、胶水或双面胶带，以及透明的包装纸。

接着，用你选择的任何方式装饰日记本的正面和背面。用胶水或双面胶带来固定装饰品。

然后，当你完成了日记本的装饰，用透明的包装纸保护封面和封底所有的装饰。

最后，开始写日记吧，你就是自己的下一个故事的作者！

照顾好你的身体，
这是你唯一栖居的地方。

——吉姆·约翰